Koichi Yoshino
Yoichi Ishizuka

O efeito do turno da noite, do stress e das horas extraordinárias na saúde oral

Koichi Yoshino
Yoichi Ishizuka

O efeito do turno da noite, do stress e das horas extraordinárias na saúde oral

ScienciaScripts

Imprint

Any brand names and product names mentioned in this book are subject to trademark, brand or patent protection and are trademarks or registered trademarks of their respective holders. The use of brand names, product names, common names, trade names, product descriptions etc. even without a particular marking in this work is in no way to be construed to mean that such names may be regarded as unrestricted in respect of trademark and brand protection legislation and could thus be used by anyone.

Cover image: Disponibilizado pelo autor

This book is a translation from the original published under ISBN 978-3-330-65290-3.

Publisher:
Sciencia Scripts
is a trademark of
Dodo Books Indian Ocean Ltd. and OmniScriptum S.R.L publishing group

120 High Road, East Finchley, London, N2 9ED, United Kingdom
Str. Armeneasca 28/1, office 1, Chisinau MD-2012, Republic of Moldova, Europe
Printed at: see last page
ISBN: 978-620-8-16290-0

Índice

Introdução

Bernardino Ramazzini (1633-1714), o pai da medicina do trabalho, publicou *De Morbis Aritificum Diatriba* [Doenças dos Trabalhadores] em 1700. Desde então, foram efectuados numerosos estudos sobre as doenças relacionadas com o trabalho. Como resultado, os ambientes de trabalho são atualmente regulados por leis destinadas a evitar lesões ou doenças no Japão e em muitos dos principais países industrializados. No entanto, a investigação sobre a relação entre as condições de trabalho e os problemas de saúde oral tem sido limitada. Neste livro, apresentamos três relatórios sobre os efeitos do trabalho noturno, do stress no trabalho e do trabalho extraordinário na saúde oral.

Sabe-se que o trabalho por turnos noturnos prejudica a saúde geral e está associado a muitas doenças relacionadas com o estilo de vida. No entanto, muito poucos estudos investigaram a influência do trabalho por turnos noturnos na saúde oral. As perturbações a longo prazo dos ritmos circadianos podem levar a alterações acentuadas do estilo de vida. Assim, colocámos a hipótese de os trabalhadores do turno da noite terem mais problemas de saúde oral, por exemplo, perda de dentes, dentes cariados e desconforto na boca, do que os trabalhadores diurnos.

O stress no trabalho também pode contribuir para as doenças da saúde oral, incluindo a doença periodontal. Os mecanismos pelos quais o stress afecta a progressão da doença periodontal e a cicatrização de feridas foram divididos em duas categorias principais: comportamento prejudicial à saúde e factores fisiopatológicos. Por conseguinte, é razoável colocar a hipótese de existirem sintomas orais previsíveis entre os trabalhadores que sofrem de stress no trabalho. No entanto, a relação entre os sintomas subjectivos de saúde oral e o stress no trabalho permanece pouco clara.

Existe uma relação entre trabalhar muitas horas e ter problemas de saúde.

As longas horas de trabalho têm sido associadas à mortalidade por todas as causas, a problemas circulatórios doenças, diabetes mellitus, síndrome metabólica, estados depressivos, ansiedade, distúrbios psicológicos, problemas de sono, pior função cognitiva e alterações nos comportamentos relacionados com a saúde. No entanto, faltam estudos sobre a relação entre o trabalho extraordinário e as doenças orais.

Este livro será útil para trabalhadores e profissionais de medicina dentária e chama a atenção para os problemas de saúde oral relacionados com o trabalho.

Capítulo 1

Comparação de problemas e comportamentos de saúde oral em trabalhadores de escritório do sexo masculino que trabalham apenas durante o dia e noturnos: um inquérito pela Internet

Jornal de Saúde Ocupacional 58:155-162,2016.

Resumo

O objetivo deste estudo foi comparar os problemas de saúde oral e o comportamento de trabalhadores de escritório do sexo masculino, a tempo inteiro, em horário diurno e noturno. Os participantes foram recrutados através do rastreio de um conjunto de registados japoneses numa base de dados online. Durante o período de 20 de fevereiro de 2015 a 11 de março de 2015, foi pedido aos participantes que preenchessem um questionário sobre a sua saúde oral. Um total de 325 trabalhadores diurnos e 351 trabalhadores que por vezes trabalhavam em turnos noturnos, com idades compreendidas entre os 30 e os 69 anos, foram analisados neste estudo. Globalmente, o número médio de dentes dos trabalhadores do turno da noite era inferior ao dos trabalhadores diurnos (p=0,002). Quando estratificado por idade, foi observada uma diferença significativa no grupo etário dos 50-69 anos (p=0,016). A percentagem de trabalhadores noturnos com dentes cariados foi superior à dos trabalhadores diurnos (p<0,001). Os trabalhadores noturnos eram mais propensos a relatar sangramento gengival (p=0,015) e estomatite (p=0,025) do que os trabalhadores diurnos. A percentagem de trabalhadores noturnos que relataram um comportamento de escovagem frequente foi inferior à dos trabalhadores diurnos (p=0,040). As variáveis independentes que se correlacionaram significativamente com a cárie dentária incluíram o trabalho noturno (OR: 1,79; IC 95%: 1,20-2,67), o hábito tabágico atual (OR: 1,66; IC 95%: 1,132,46) e um IMC>25 (OR: 1,56; IC 95%: 1,02-2,39). Estes resultados indicam uma relação entre o trabalho por turnos noturnos e problemas de saúde oral. Os trabalhadores noturnos podem necessitar de apoio adicional para a manutenção da saúde oral.

Introdução

Sabe-se que o trabalho noturno prejudica a saúde geral e está associado a várias doenças relacionadas com o estilo de vida, incluindo o acidente vascular cerebral isquémico[1]), o cancro da mama[2]), a diabetes[3]), a hipertensão[4]) e a obesidade[5]). É bem sabido que muitas funções fisiológicas seguem um ritmo circadiano e que as perturbações crónicas destes ritmos têm consequências clínicas '[15]). Han et al.[6] encontraram uma associação entre o trabalho por turnos e a saúde periodontal. Especificamente, os trabalhadores por turnos com idade >45 anos estavam em maior risco de periodontite. No entanto, muito poucos estudos investigaram a associação entre o trabalho por turnos noturno e a saúde oral.

As perturbações crónicas dos ritmos circadianos podem levar a alterações do estilo de vida '[15]). A nossa hipótese é que os trabalhadores do turno da noite têm mais problemas de saúde oral, tais como perda de dentes, dentes cariados e desconforto na boca, quando comparados com os trabalhadores diurnos. O objetivo deste estudo foi comparar os problemas de saúde oral e o comportamento dos trabalhadores diurnos do sexo masculino a tempo inteiro com os trabalhadores noturnos.

Métodos

Participantes

Este inquérito baseado na Internet foi realizado no Japão de 20 de fevereiro de 2015 a 11 de março de 2015, tendo sido selecionados 676 participantes do sexo masculino, de acordo com o procedimento descrito abaixo.

Seleção dos participantes

Os participantes foram selecionados a partir de um conjunto de 1 187 791 pessoas que se registaram na empresa de investigação em linha Macromill (http://www.macromill.com/global/index.html) e concordaram em participar em inquéritos relacionados com a saúde oral. Depois de darem o seu consentimento informado clicando no botão correspondente, foi pedido aos participantes que preenchessem um inquérito de seleção. O questionário do estudo foi então enviado aos registados que cumpriam os seguintes critérios: idade entre 30 e 69 anos, do sexo masculino, empregados a tempo inteiro e trabalhadores exclusivamente diurnos ou que também trabalhavam em turnos noturnos. As pessoas registadas preencheram o questionário e enviaram as suas respostas por correio eletrónico. Os dados dos primeiros 103 trabalhadores diurnos e noturnos de cada grupo etário de 10 anos (30-39, 40-49, 50-59 e 60-69) foram recolhidos e analisados.

Horários de trabalho

Os trabalhadores noturnos foram definidos como aqueles que trabalhavam num horário de rotação de turnos que incluía um turno das 22h às 5h. Os trabalhadores diurnos foram definidos como trabalhadores que não trabalham por turnos e que só trabalham durante o dia. No entanto, os trabalhadores diurnos podem ter efectuado horas extraordinárias.

Número de participantes

Não incluímos os dados de 46 gestores de negócios e empresas executivos, porque poucos destes participantes eram trabalhadores noturnos.

Table 1 Basic characteristics of daytime-only and night shift workers		30-49		50-69		Total	
		%	n	%	n	%	n
Number	Day	53.2	173	46.8	152	100	325
	Night	51.3	180	48.7	171	100	351
Reg Hokkaido	Day	5.2	9	3.9	6	4.6	15
	Night	5.0	9	7.0	12	6.0	21
Tohoku	Day	5.2	9	3.3	5	4.3	14
	Night	6.7	12	7.0	12	6.8	24
Kanto	Day	38.7	67	42.1	64	40.3	131
	Night	35.0	63	34.5	59	34.8	122
Chubu	Day	15.0	26	21.1	32	17.8	58
	Night	24.4	44	18.1	31	21.4	75
Kinki	Day	15.0	26	18.4	28	16.6	54
	Night	17.2	31	17.5	30	17.4	61
Chugoku	Day	6.9	12	1.3	2	4.3	14
	Night	3.9	7	5.3	9	4.6	16
Shikoku	Day	2.3	4	2.6	4	2.5	8
	Night	3.3	6	3.5	6	3.4	12
Kyushu	Day	11.6	20	7.2	11	9.5	31
	Night	4.4	8	7.0	12	5.7	20
Test		n.s.		n.s.		n.s.	
Annual family income							
<4 million yen	Day	16.8	29	12.5	19	14.8	48
	Night	22.8	41	27.5	47	25.6	90
4-6	Day	34.7	60	21.7	33	32.3	105
	Night	41.1	74	32.2	55	38.5	135
$\geqq 6$	Day	35.8	62	53.3	81	24.9	81
	Night	28.3	51	30.4	52	23.9	84
unknown	Day	12.7	22	12.5	19	12.6	41
	Night	7.8	14	9.9	17	8.8	31
Test		n.s.		$p<0.001$		$p=0.011$	
Years of service							
<10 years	Day	39.3	68	30.9	47	35.4	115
	Night	47.2	85	50.9	87	49.0	172
$\geqq 10$	Day	60.7	105	69.1	105	64.6	210
	Night	52.8	95	49.1	84	51.0	179
Test		n.s.		$p<0.001$		$p<0.001$	

Além disso, excluímos os funcionários públicos porque esta categoria inclui muitos tipos de emprego diferentes. Um total de 325 trabalhadores diurnos e 351 trabalhadores de escritório do turno da noite foram analisados neste estudo. Os participantes incluídos foram divididos em duas faixas etárias (30-49 e 50-69), pois a taxa de perda dentária aumenta acentuadamente por volta dos 50 anos de idade.

Itens do questionário

Foi pedido aos participantes que comunicassem o rendimento anual do agregado familiar, os anos de serviço no emprego, o estatuto de fumador (fumador atual ou não), o estatuto de diabético e hipertenso (sim ou não) e a altura e o peso (o IMC foi depois calculado e classificado como <25 ou >25). As perguntas sobre o estado de saúde oral incluíam o número de dentes presentes, as razões para a perda de dentes (cárie, periodontite ou fratura), a presença de um dente não tratado com um buraco (sim ou não) e a presença ou ausência dos seguintes sintomas: dor ao consumir algo frio, dor nos dentes ou na gengiva, sangramento da gengiva, inchaço na gengiva, dificuldade em abrir a boca, mau hálito, espaços entre os dentes e estomatite frequente. Relativamente aos comportamentos de saúde oral, foi perguntado aos participantes se escovam os dentes todos os dias (sim ou não), com que frequência escovam os dentes todos os dias (<2 ou >2), se escovam os dentes antes de dormir (sim ou não), se usam pasta dentífrica com flúor (sim ou não), quantos minutos passam a escovar os dentes (<2 ou >2), se usam escova interdental (sim ou não), se vão regularmente a um consultório dentário (sim ou não), se foram a um consultório dentário no último ano (sim ou não), se puderam ir a um consultório dentário quando quiseram (sim ou não) e por que razão não puderam ir a um consultório dentário (não podem ir durante as horas em que o consultório está aberto, custo do tratamento, demasiado ocupado, o tratamento requer visitas repetidas ao consultório, não gostam do tratamento ou não há consultório perto).

Análise estatística

Foi utilizado o teste do qui-quadrado (ou o teste exato de Fisher nos casos com menos de cinco células na tabela de contingência) para comparar os grupos diurno e noturno. O teste U de Mann-Whitney foi utilizado para comparar o número de dentes nos dois grupos.

Odds ratios (ORs) e intervalos de confiança a 95% (Cis) foram determinados utilizando análises de regressão logística múltipla (método de entrada forçada). A variável dependente foi definida como participantes com dentes cariados. O modelo incluiu factores de risco conhecidos e variáveis que mostraram uma diferença de associação entre os trabalhadores diurnos e os trabalhadores noturnos. Como variáveis independentes, foram utilizados o horário de trabalho, a idade, a renda familiar, o tempo de serviço, a hipertensão arterial, o tabagismo, o IMC e a frequência diária de escovação. As correlações de Spearman foram utilizadas para investigar as relações entre as variáveis independentes. Os dados foram analisados usando o pacote estatístico computadorizado SPSS, versão 23.0 (SPSS Japan, Inc.). Este estudo foi aprovado pelo comité de ética da Faculdade de Medicina Dentária de Tóquio (Número de Aprovação 602).

Resultados

A Tabela 1 apresenta as caraterísticas básicas dos trabalhadores dos turnos diurnos e noturnos. Verificaram-se diferenças significativas entre os grupos no que respeita ao rendimento familiar anual entre os participantes com idades compreendidas entre os 50 e os 69 anos (p<0,001) e entre todos os participantes no total (p=0,011). Registaram-se diferenças significativas nos anos de serviço entre os dois grupos entre os participantes com 50-69 anos (p<0,001) e entre todos os participantes independentemente da idade (p<0,001).

Table 2 General health behavior and diseases of daytime-only and night shift workers

		30-49			50-69			Total		
		%	n	Test	%	n	Test	%	n	Test
	Day	53.2	173		46.8	152		100	325	
	Night	51.3	180		48.7	171		100	351	
Current smoker	Day	31.8	55		26.3	40		29.2	95	p=0.04
	Night	39.4	71		33.3	57		36.5	128	
Diabetes	Day	2.3	4		11.2	17		6.5	21	
	Night	2.2	4		13.5	23		7.7	27	
Hypertension	Day	6.4	11		28.9	44		16.9	55	
	Night	8.9	16		31.6	54		19.9	70	
BMI 25 and over	Day	24.3	42		23.0	35		23.7	77	
	Night	22.8	41		28.7	49		25.6	90	

A Tabela 2 mostra o comportamento geral relacionado com a saúde e o estado de doença dos trabalhadores diurnos e noturnos. Entre todos os participantes, a percentagem de fumadores foi significativamente mais elevada nos trabalhadores do turno noturno do que nos trabalhadores diurnos (p=0,046).

A Tabela 3 mostra o estado de saúde oral auto-avaliado dos trabalhadores diurnos e noturnos. Em geral, o número médio de dentes era menor entre os trabalhadores do turno da noite do que entre os trabalhadores diurnos (p=0,002), e esta diferença também era significativa no grupo etário 50-69 (p=0,016). A cárie dentária foi maior nos trabalhadores do turno da noite em ambos os grupos etários (p=0,011 para o grupo etário dos 30-49 anos e p=0,019 para o grupo etário dos 50-69 anos). No grupo etário dos 30-49 anos, uma maior percentagem de trabalhadores noturnos referiu dor nos dentes ou na gengiva (p=0,034), hemorragia gengival (p=0,010), inchaço gengival (p=0,033) e estomatite (p=0,016). Uma percentagem maior de trabalhadores noturnos de todos os participantes combinados relatou sangramento gengival (p=0,015) e estomatite (p=0,025).

Table 3 Self-assessed oral health status of daytime-only and night shift workers

		30-49		Test	50-69		Test	Total		Test
Mean number of teeth	Day	25.8 (±6.9)			24.9 (±6.1)		p=0.016	25.4(±6.5)		p=0.002
	Night	25.2 (±6.8)			22.3 (±8.3)			23.8(±7.7)		
		%	n	Test	%	n	Test	%	n	Test
Presence of decayed teeth	Day	15.6	27	p=0.011	15.1	23	p=0.019	15.4	50	p<0.001
	Night	26.7	48		25.7	44		26.2	92	
Symptoms										
Pain when ingesting something cold	Day	27.2	47		23.0	35		25.2	82	
	Night	31.1	56		26.9	46		29.1	102	
Pain in the teeth or gingiva	Day	8.7	15	p=0.034	17.8	27		12.9	42	
	Night	16.1	29		16.4	28		16.2	57	
Gingival bleeding	Day	17.3	30	p=0.010	16.4	25		16.9	55	p=0.015
	Night	28.9	52		19.9	34		24.5	86	
Gingival swelling	Day	6.9	12	p=0.033	17.8	27		12.0	39	
	Night	13.9	25		13.5	23		13.7	48	
Difficulty opening the mouth	Day	3.5	6		2.6	4		3.1	10	
	Night	3.3	6		1.8	3		2.6	9	
Bad breath	Day	15.6	27		21.7	33		18.5	60	
	Night	22.2	40		22.2	38		22.2	78	
Frequent stomatitis	Day	4.6	8	p=0.016	8.6	13		6.5	21	p=0.025
	Night	11.7	21		11.1	19		11.4	40	

A Tabela 4 mostra o comportamento de saúde oral dos dois grupos etários. Para todos os

Table 4 Oral health behavior of daytime-only and night shift workers

Oral health behavior		30-49 %	n	Test	50-69 %	n	Test	Total %	n	Test
	Day	53.2	173		46.8	152		100	325	
	Night	51.3	180		48.7	171		100	351	
brushes teeth every day	Day	93.1	161		92.8	141		92.9	302	
	Night	90.0	162		87.7	150		88.9	312	
brushes twice or more per day	Day	73.4	127		71.1	108		72.3	235	p=0.040
	Night	66.1	119		63.7	109		65.0	228	
brushes before bed	Day	64.2	111		55.9	85		60.3	196	
	Night	60.6	109		46.8	80		53.8	189	
uses fluoride toothpaste	Day	49.1	85		34.2	52		42.2	137	
	Night	42.8	77		33.3	57		38.2	134	
spends 3 minutes or more when brushing	Day	52.0	90		52.6	80		52.3	170	
	Night	57.8	104		44.4	76		51.3	180	
uses an interdental brush	Day	44.5	77		50.7	77		47.4	154	
	Night	38.9	70		46.2	79		42.5	149	
has a regular dental clinic	Day	52.0	90		66.4	101		58.8	191	
	Night	43.9	79		67.3	115		55.3	194	
visits a dental clinic regularly	Day	42.2	73		49.3	75		45.5	148	
	Night	35.0	63		43.9	75		39.3	138	
visited a dental clinic in the past year	Day	43.4	75		52.6	80		47.7	155	
	Night	38.3	69		51.5	88		44.7	157	
unable to visit a dental clinic when wants to	Day	39.3	68		41.4	63	p=0.039	40.3	131	
	Night	46.7	84		30.4	52		38.7	136	
Reasons for being unable to visit a dental clinic										
cannot go when clinic is open	Day	57.4	39		54.0	34		55.7	73	
	Night	65.5	55		53.8	28		61.0	83	
cannot afford treatment cost	Day	13.2	9		11.1	7		12.2	16	
	Night	17.9	15		17.3	9		17.6	24	
too busy with work	Day	61.8	42	p=0.006	44.4	28		53.4	70	p=0.025
	Night	39.3	33		40.4	21		39.7	54	
needs to go multiple times for continuing treat	Day	16.2	11		11.1	7		13.7	18	
	Night	16.7	14		9.6	5		14.0	19	
does not like treatment	Day	4.4	3		9.5	6		6.9	9	
	Night	8.3	7		7.7	4		8.1	11	
no dental clinics nearby	Day	0.0	0		0.0	0		0.0	0	
	Night	1.2	1		3.8	2		2.2	3	

No conjunto dos participantes, a percentagem de trabalhadores noturnos que referiram escovagem frequente (duas ou mais vezes por dia) foi inferior à dos trabalhadores diurnos (p=0,040). No grupo etário dos 30-49 anos, os trabalhadores noturnos eram mais propensos a relatar uma incapacidade de visitar uma clínica dentária quando queriam (p>0,05), enquanto os trabalhadores diurnos relataram que estavam demasiado ocupados com o trabalho para visitar uma clínica (p=0,006). Por outro lado, no grupo etário dos 50-69 anos, os trabalhadores diurnos eram mais susceptíveis de referir a incapacidade de visitar uma clínica dentária

(p=0,039); no entanto, as respostas ao questionário não revelaram uma explicação para este resultado.

A Tabela 5 apresenta a análise de regressão logística para a cárie dentária. Os coeficientes de correlação de Spearman não revelaram relações fortes (| r | >0,3) entre as variáveis independentes. As variáveis independentes que se correlacionaram com a cárie dentária incluíram o trabalho noturno (OR: 1,79; IC 95%: 1,20-2,67), o hábito de fumar atual (OR: 1,66; IC 95%: 1,13-2,46) e um IMC>25 (OR: 1,56; IC 95%: 1,02-2,39).

Table 5 Factors contributing to tooth decay, by multiple logistic regression analysis

Independent variable	n	Dependent variable: Participants with at least one decayed tooth n	(%)	OR (95% CI)	p-value
Work schedule					
Daytime-only	325	50 (	15.4)	1	
Night shift	351	92 (	26.2)	1.79(1.20-2.67)	0.004
Age					
30-49	353	75 (	21.2)	1	
50-69	323	67 (	20.7)	1.01(0.68-1.50)	0.974
Annual household income					
<4 million yen	133	38 (	28.6)	1	
4-6	218	40 (	18.3)	0.63(0.37-1.07)	0.087
≧6	266	55 (	20.7)	0.83(0.50-1.39)	0.488
unknown	59	9 (	15.3)	0.60(0.26-1.39)	0.234
Years of service					
<10 years	287	71 (	24.7)	1	
≧10	389	71 (	18.3)	0.74(0.50-1.10)	0.234
Hypertension					
No or unknown	551	119 (	21.6)	1	
Yes	125	23 (	18.4)	0.71(0.41-1.21)	0.206
Smoking habit					
No	453	80 (	17.7)	1	
Yes	223	62 (	27.8)	1.66(1.13-2.46)	0.011
BMI					
<25	509	97 (	19.1)	1	
≧25	167	45 (	26.9)	1.56(1.02-2.39)	0.039
Daily brushing frequency					
<2 times	213	54 (	25.4)	1	
≧2	463	88 (	19.0)	0.78(0.52-1.17)	0.235

Discussão

Relatórios anteriores[7,8]) indicaram que os questionários auto-relatados são uma opção viável para medir as condições de saúde oral, tais como o número de dentes presentes e dentes cariados. Após o ajuste para factores de confusão, a variável independente do trabalho noturno foi identificada como um fator de risco para a presença de dentes cariados não tratados. Este resultado sugere que o trabalho noturno está associado a um declínio no estado de saúde oral. Além disso, este declínio na saúde oral é provavelmente causado principalmente por diferenças nos comportamentos relacionados com a saúde, tais como a percentagem de trabalhadores noturnos que escovam os dentes duas vezes por dia ou mais, o que leva a problemas de saúde oral, tais como sangramento gengival e inchaço gengival. No entanto, o mecanismo exato pelo qual o trabalho noturno influencia os comportamentos de saúde oral não foi investigado neste estudo.

Neste estudo, o tabagismo foi correlacionado com dentes cariados não tratados. Bernabe et al.[9]) investigaram a relação entre o fumo diário e o número de cáries em adultos. Esses autores relataram que o fumo diário estava relacionado com o número líquido de TD, mas não com os números líquidos de FT, MT ou CPOD durante um período de 4 anos. Os fumadores também apresentavam uma fraca assistência dentária, um elevado consumo de açúcar e uma escovagem dentária pouco frequente. No que diz respeito à correlação entre o trabalho por turnos e o tabagismo, van Amelsvoort et al.[10]) referiram que os trabalhadores por turnos são mais propensos a começar a fumar do que os trabalhadores diurnos, independentemente do seu nível de escolaridade. Esta relação pode explicar a maior percentagem de dentes cariados não tratados entre os trabalhadores do turno da noite no presente estudo.

No que diz respeito à associação do trabalho por turnos noturnos com um IMC elevado, Morikawa et al.[11]) referiram que o trabalho por turnos contínuos era um fator de risco para o aumento do IMC durante um período de 10 anos. Antunes et al.[12] efectuaram uma revisão da investigação sobre obesidade e trabalho por turnos e concluíram que a maioria dos estudos não identificou uma diferença entre os trabalhadores por turnos e os trabalhadores diurnos no que diz respeito à ingestão total de energia e de macronutrientes. No entanto, muitos relatórios mostraram diferenças nos hábitos alimentares e na seleção de alimentos entre os trabalhadores por turnos. Num estudo transversal, Morikawa et al.[11]) verificaram que, entre os indivíduos com 30 anos ou mais, a ingestão total de energia era mais elevada entre os trabalhadores por turnos que faziam turnos da meia-noite. Relatórios anteriores sobre a relação entre o IMC e a cárie não encontraram associação entre o número de lesões de cárie e a obesidade em adultos[13,14]). Estes relatórios sugerem que os hábitos alimentares podem contribuir para o maior número de dentes cariados não tratados e, consequentemente, para a maior percentagem de problemas de saúde oral nos trabalhadores do turno da noite.

Vimalananda et al.[3]) referiram que, apesar de o estilo de vida e o IMC explicarem a maior parte da associação entre o trabalho por turnos e a incidência de diabetes, uma longa duração do trabalho por turnos resultou num aumento do risco de diabetes após o controlo desses factores. O trabalho por turnos está associado a uma perturbação dos ritmos circadianos e a uma redução da duração total do sono[15]). Leproult et al.[16] referem que o desalinhamento circadiano está associado a um aumento da resistência à insulina e da inflamação, independentemente da perda de sono. Estes factores podem explicar a maior percentagem de hemorragia gengival e edema gengival entre os trabalhadores noturnos.

O baixo estatuto socioeconómico é uma barreira às visitas a clínicas dentárias, e essas barreiras têm efeitos negativos na saúde oral[17,18]). O seguro de saúde universal no Japão cobre a maioria das doenças; por conseguinte, qualquer pessoa pode receber cuidados em qualquer hospital do país. De facto, os japoneses podem aceder ao tratamento mais facilmente e a um custo mais baixo do que na maioria das regiões do mundo[19]). Embora o seguro de saúde universal cubra as próteses dentárias no Japão, a situação financeira individual está associada à utilização de próteses[20,21]). Não nos foi possível obter informações detalhadas sobre o estatuto socioeconómico dos participantes neste estudo. Assim, são necessárias investigações futuras sobre a forma como este fator influencia o comportamento dos trabalhadores noturnos.

Este estudo tem várias limitações. A primeira é a possibilidade de enviesamento de seleção devido à utilização de um inquérito pela Internet. Uma segunda limitação é o facto de não termos conseguido fazer corresponder a informação detalhada sobre o emprego com o rendimento anual do agregado familiar entre os grupos. Uma terceira limitação é o facto de a informação sobre o estado de saúde oral ter sido auto-avaliada e auto-relatada. Uma quarta limitação é o facto de não termos apresentado dados detalhados sobre os horários dos trabalhadores do turno da noite, tais como horas extraordinárias, tempo flexível, tempo de pausa e número de feriados. Uma última limitação é o facto de o estudo ser transversal.

Apesar destas limitações, os resultados deste estudo mostram uma clara relação entre o trabalho noturno e os problemas de saúde oral. Nomeadamente, este é o primeiro estudo a fornecer provas empíricas desta associação. É necessária mais investigação sobre esta questão, bem como medidas mais fortes para fornecer apoio à manutenção da saúde oral dos trabalhadores noturnos.

Referências

1. Brown DL, Feskanich D, Sanchez BN, Rexrode KM, Schemhammer ES, Lisabeth LD. Trabalho noturno rotativo e o risco de acidente vascular cerebral isquémico. Am J Epidemiol. 2009; 169: 1370-7.

2. Wang P, Ren FM, Lin Y, Su FX, et al. Trabalho noturno, duração do sono, sesta diurna e risco de cancro da mama. Sleep Med. Sleep Med. 2015; 16:462-8.

3. Vimalananda VG, Palmer JR, Gerlovin H, et al. Night-shift work and incident diabetes among African-American women. Diabetologia. 2015; 58: 699-706.

4. Lieu SJ, Curhan GC, Schemhammer ES, Forman JP. Rotating night shift work and disparate hypertension risk in African-Americans. J Hypertens. 2012;30:61-6.

5. Peplonska B, Burdelak W, Krysicka J, et al. Night shift work and modifiable lifestyle factors. Int J Occup Med Environ Health. 2014; 27: 693-706.

6. Han DH, Khang YH, Jung-Choi K, Lim S. Association between shift work and periodontal health in a representative sample of an Asian population (Associação entre trabalho por turnos e saúde periodontal numa amostra representativa de uma população asiática). Scand J Work Environ Health. 2013; 39: 559-67.

7. Axelsson G, Helgadottir S. Comparison of oral health data from selfadministered questionnaire and clinical examination. Community Dent Oral Epidemiol. 1995; 23: 365-8.

8. Silva AE, Menezes AM, Assuncao MC, Goncalves H, Demarco FF, Vargas-Ferreira F, Peres MA. Validação da informação auto-reportada sobre cárie dentária numa coorte de nascimentos aos 18 anos de idade. PLoS One 2014; 9: 9(el06382).

9. Bernabe E, Delgado-Angulo EK, Vehkalahti MM, Aromaa A, Suominen AL. Tabagismo diário e incremento de cárie em 4 anos em adultos finlandeses. Community Dent Oral Epidemiol. 2014; 42: 428-34.

10. van Amelsvoort LG, Jansen NW, Kant I. Fumar entre os trabalhadores por turnos: Mais do que um fator de confusão. Chronobiol Int. 2006; 23: 1105-13.

11. Morikawa, Y, Miura, K, Sasaki, S, et al. Avaliação dos efeitos do trabalho por turnos na ingestão de nutrientes: um estudo transversal. J Occup Health. 2008; 50: 270-78.

12. Antunes LC, Levandovski R, Dantas G, Caumo W, Hidalgo MP. Obesidade e trabalho em turnos: aspectos cronobiológicos. Nutr Res Rev. 2010; 23: 15568.

1 3.Ostberg AL, Bengtsson C, Lissner L, Hakeberg M. Indicadores de saúde oral e obesidade. BMC Oral Health. 2012; 12: 50. (doi: 10.1186/14726831-12-50).

14. Mathus-Vliegen EM, Nikkei D, Brand HS. Aspectos orais da obesidade. Int Dent J. 2007; 57: 249-56.

15. Pilcher JJ, Lambert BJ, Huffcutt Al. Differential effects of permanent and rotating shifts on self-report sleep length: a meta-analytic review. Sleep. 2000; 23: 155-63.

16. Leproult R, Holmback U, Van Cauter E. Circadian misalignment augments markers of insulin resistance and inflammation, independently of sleep loss. Diabetes. 2014; 63: 1860-9.

17. Donaldson AN, Everitt B, Newton T, Steele J, Sherriff M, Bower E. The effects of social class and dental attendance on oral health (Os efeitos da classe social e da frequência dentária na saúde oral). J Dent Res. 2008; 87: 60-4.

18. Locker D, Maggirias J, Quinonez C. Income, dental insurance coverage, and financial barriers to dental care among Canadian adults. J Public Health Dent. 2011; 71: 327-34.

19. Shibuya K, Hashimoto H, Ikegami N, et al. Futuro do sistema japonês de boa saúde a baixo custo com equidade: para além da cobertura universal. Lancet 2011; 378: 1265-1273.

20. Yamamoto T, Kondo K, Aida J, et al. Determinantes sociais da utilização de próteses/pontes: Estudo transversal do projeto de estudo de avaliação

gerontológica do Japão em japoneses mais velhos. BMC Oral Health. 2014; 14: 63. (http://www.biomedcentral.com/1472-6831/14/63).

21. Matsuyama Y, Aida J, Takeuchi K, Tsakos G, Watt RG, Kondo K, Osaka K. Inequalities of dental prosthesis use under universal health care insurance. Community Dent Oral Epidemiol. 2014; 42: 122-8.

Capítulo 2

Relação entre stress no trabalho e
sintomas subjectivos de saúde oral em trabalhadores
financeiros do sexo masculino no Japão

Saúde Industrial 55:119-126,2017.

Resumo

O objetivo deste estudo foi avaliar os sintomas subjectivos de saúde oral e a autoavaliação do stress no trabalho em trabalhadores financeiros do sexo masculino. Os participantes foram recrutados através do rastreio de um conjunto de registados japoneses numa base de dados online. Para avaliar o stress no trabalho, selecionámos 7 itens sobre o grau de exigência de um trabalho do Brief Job Stress Questionnaire (BJSQ). Participaram 950 trabalhadores do sector financeiro, do sexo masculino, com idades compreendidas entre os 25 e os 64 anos. Os participantes que responderam "Não consigo completar o meu trabalho no tempo necessário" tinham mais dentes cariados (p=0,010). Os participantes que sentiam que o seu trabalho era altamente exigente (responderam afirmativamente a 6-7 das perguntas) tinham maior probabilidade de relatar "muitas vezes fico com comida presa entre os dentes" (p=0,030), "há alguns alimentos que não consigo comer" (p=0,005), "mau hálito" (p=0,032) e "a mandíbula faz um som de estalido" (p=0,032). A variável independente de uma pontuação total de stress de 24-28 correlacionou-se com pelo menos três sintomas de saúde oral (OR: 3,25; IC 95%: 1,66-6,35). Estes resultados indicam que factores específicos de stress no trabalho estão associados ao estado de saúde oral e que os sintomas de saúde oral são provavelmente preditores de stress no trabalho.

Introdução

O Programa de Controlo do Stress foi iniciado devido a uma alteração à Lei da Segurança e Saúde no Trabalho de 2014 e implementado a 1 de dezembro de 2015[1,2)]. O objetivo desta lei era reduzir o risco de perturbações da saúde mental, incentivando a autoconsciência entre os trabalhadores. Os 57 itens do Brief Job Stress Questionnaire (BJSQ) avaliam quantitativamente os três componentes seguintes: 1) stressores psicológicos, 2) reacções psicológicas e fisiológicas ao stress e 3) factores de amortecimento, como o apoio social no local de trabalho[2]). As categorias de factores de stress no trabalho incluem o grau de exigência do trabalho, o grau de controlo que se tem sobre o trabalho, as relações humanas no local de trabalho e a adequação do trabalho. A categoria do grau de exigência do trabalho é composta por 7 itens[3]).

É bem sabido que o stress provoca doenças de saúde oral[4-8]). Também foi referido que o stress no trabalho contribui para a doença periodontal[4,9-13]). Os mecanismos pelos quais o stress afecta a progressão da doença periodontal e a cicatrização de feridas foram divididos em duas categorias principais: comportamento prejudicial à saúde e factores fisiopatológicos[4,13]). Por conseguinte, é razoável colocar a hipótese de existirem sintomas orais previsíveis entre os trabalhadores que sofrem de stress no trabalho. No entanto, tanto quanto sabemos, tem havido pouca investigação sobre a relação entre os sintomas subjectivos da saúde oral e o stress no trabalho.

O estado de saúde oral é também influenciado pelo estatuto socioeconómico[14,15]) e pelo género[16]). Por conseguinte, avaliámos a relação entre os sintomas subjectivos de saúde oral e o stress profissional auto-avaliado em trabalhadores financeiros do sexo masculino no Japão.

Métodos

Seleção dos participantes

Os participantes foram selecionados a partir de um conjunto de pessoas registadas na empresa de investigação em linha Intage (http://www.intage.co.jp/) que também concordaram em participar em inquéritos relacionados com a saúde oral. Depois de darem o seu consentimento informado clicando no botão correspondente, foi pedido aos participantes que preenchessem um inquérito de seleção. Este inquérito baseado na Internet foi realizado no Japão de 17 a 19 de fevereiro de 2016. O questionário para este estudo foi enviado a pessoas registadas que cumpriam os seguintes critérios: empregados no sector financeiro (bancos, títulos, seguros), emprego na área de Kanto,

Table 1 Basic characteristics of participants										
	25-34		35-44		45-54		55-64		Total	
	%	n	%	n	%	n	%	n	%	n
	9.9	94	25.1	238	41.2	391	23.9	227	100	950
Annual personal income (millions of yen)										
2-6	45.7	43	18.9	45	11.0	43	19.8	45	18.5	176
6-10	31.9	30	45.4	108	31.7	124	40.1	91	37.2	353
10 and over	13.8	13	30.7	73	45.3	177	33.5	76	35.7	339
unknown	8.5	8	5.0	12	12.0	47	6.6	15	8.6	82
Current smoker	23.4	22	28.2	67	34.3	134	29.5	67	30.5	290
Diabetes	0.0	0	1.3	3	6.6	26	12.8	29	6.1	58
Hypertension	3.2	3	10.1	24	25.1	98	37.0	84	22.0	209
BMI 25 or over	13.8	13	27.7	66	38.1	149	29.5	67	31.1	295

no Japão, com idades compreendidas entre os 25 e os 64 anos, do sexo masculino, a tempo inteiro e a trabalhar apenas durante o dia. Os participantes preencheram o questionário e enviaram as suas respostas por correio eletrónico. Os dados dos primeiros 200 inquiridos de cada grupo etário (25-34, 35-44, 45-54 e 55-64) foram recolhidos e analisados neste estudo. Dos 951 conjuntos de dados recolhidos, um foi eliminado porque o rendimento anual foi indicado como sendo inferior a 2 milhões de ienes. Assim, foi analisado um total de 950 participantes neste estudo.

Itens do questionário

Foram incluídos neste estudo sete itens do BJSQ: "Tenho muito trabalho para fazer", "Não consigo terminar o meu trabalho no tempo necessário", "Tenho de trabalhar o mais possível", "Tenho de prestar muita atenção", "O meu trabalho é difícil na medida em que exige um elevado nível de conhecimentos e competências técnicas", "Tenho de estar constantemente a pensar no trabalho ao longo do dia" e "O meu trabalho exige muito trabalho físico". As opções de resposta eram "muito", "moderadamente", "um pouco" e "nada". Também foi pedido aos participantes que indicassem o seu rendimento pessoal anual[14,15]), o seu estatuto de fumador[17]) (fumador atual ou não), o seu estatuto de diabético[18]) e de hipertenso[19]) (sim ou não), e a sua altura e peso[20]) (o IMC foi então calculado e classificado como <25 ou >25). Os itens subjectivos do estado de saúde oral incluíam o número de dentes presentes (incluindo os terceiros molares), experiência de perda de dentes, excluindo os terceiros molares (razão para a perda de dentes categorizada como cárie, periodontite ou fratura), presença de um dente não tratado com uma cárie (sim ou não) e presença ou ausência de estomatite frequente, dor frequente nos dentes ou na gengiva, dor ao consumir algo frio, sangramento gengival, inchaço gengival, recessão gengival, comida frequentemente presa entre os dentes, dentes soltos, não pode comer certos alimentos, boca seca, sensação viscosa dentro da boca, mau hálito, a mandíbula faz um estalido, dor na mandíbula, dificuldade em abrir a boca e dentes desgastados. As opções de resposta para estes itens eram "sim" ou "não".

Análises estatísticas

As respostas ao questionário sobre stress no trabalho foram primeiro divididas em dois grupos utilizando um método de pontuação simples[1] ^ em que as respostas "muito" e "moderadamente" foram categorizadas como "sim", enquanto as respostas "um pouco" e "nada" foram categorizadas como "não". Os participantes que responderam "sim" a 67 itens sentiram que o seu trabalho era muito exigente .[1]

Em seguida, foi atribuída uma pontuação quantitativa às respostas ao questionário sobre stress no trabalho, com base no nível de positividade da resposta, ou seja, "muito", "moderadamente", "um pouco" e "nada" foram classificadas como 4, 3, 2 e 1, respetivamente. Com base no questionário de 7 itens, a pontuação total mínima de stress no trabalho foi 7 e a pontuação máxima foi 28. Os participantes foram então classificados em quatro grupos, de acordo com a sua pontuação total de stress: 715, 16-19, 20-13 e 24-28. A razão para este sistema de agrupamento foi o facto de a pontuação total média ser de 19,2 (±3,7).

Foi utilizado um teste de qui-quadrado (ou o teste exato de Fisher nos casos com menos de cinco células na tabela de contingência) para comparar os dois grupos. O teste U de Mann-Whitney ou o teste de Kruskal-Wallis foi utilizado para comparar a idade dos participantes e o número de dentes.

Os rácios de probabilidade (OR) e os intervalos de confiança a 95% (Cis) foram determinados utilizando análises de regressão logística múltipla (método de entrada forçada). A variável dependente foi definida como os participantes com pelo menos três sintomas de saúde oral entre os 16 itens porque o valor superior do percentil 25 era 3 por ordem descendente. A idade, o rendimento pessoal anual, a pontuação total de stress, o hábito de fumar, a diabetes, a hipertensão, a experiência de perda dentária e a presença de dentes cariados foram utilizados como variáveis independentes. O coeficiente de correlação de Spearman foi utilizado para investigar as relações entre as variáveis independentes. Os dados foram analisados utilizando o software IBM SPSS Statistics, versão 23.0 (IBM Corp., Armonk, NY, EUA).

Foi utilizada uma análise de tendência de Cochran-Armitage para determinar a significância da correlação entre a pontuação total de stress no trabalho e a idade ou os sintomas de saúde oral. Essas análises foram realizadas com o Excel Statistics 2012 versão 1.11 (add-in). As diferenças com valores de p inferiores a 0,05 foram consideradas estatisticamente significativas. Este estudo foi aprovado pelo comité de ética da Tokyo Dental College (número de aprovação 665).

Resultados

Table 2. Relationship between job stress and subjective oral health symptoms (n=950)

	1. I have an extremely large amount of work to do.					2. I can't complete my work in the required time.				
	Yes		No		Test	Yes		No		Test
n	713		237			478		472		
Mean age	46.7 ±8.3		49.4 ±9.1		P<0.001	45.6 ±8.2		49.1 ±8.6		P<0.001
Mean number of present teeth	27.2 ±6.7		26.7 ±6.1		n.s.	27.2 ±7.0		27.0 ±6.0		n.s.
	%	n	%	n		%	n	%	n	
Experience of tooth loss	42.5	303	54.0	128	p=0.002	38.7	185	52.1	246	P<0.001
Presence of decayed teeth (one or more)	20.5	146	19.0	45	n.s.	23.4	112	16.7	79	p=0.010
Oral problems										
Frequent stomatitis	12.1	86	9.3	22	n.s.	13.8	66	8.9	42	p=0.017
Frequent tooth or gingival pain	8.4	60	8.0	19	n.s.	9.2	44	7.4	35	n.s.
Pain when consuming something cold	14.0	100	12.7	30	n.s.	14.9	71	12.5	59	n.s.
Gingival bleeding	13.2	94	12.2	29	n.s.	15.1	72	10.8	51	n.s.
Gingival swelling	8.7	62	8.0	19	n.s.	9.2	44	7.8	37	n.s.
Gingival recession	11.9	85	9.7	23	n.s.	13.0	62	9.7	46	n.s.
Often get food stuck between teeth	20.5	146	19.4	46	n.s.	22.4	107	18.0	85	n.s.
Loose teeth	3.2	23	3.4	8	n.s.	4.0	19	2.5	12	n.s.
Cannot eat some foods	1.1	8	1.3	3	n.s.	1.9	9	0.4	2	n.s.
Dry mouth	7.2	51	8.4	20	n.s.	8.4	40	6.6	31	n.s.
Inside of mouth feels slimy	18.0	128	11.0	26	p=0.012	18.8	90	13.6	64	p=0.028
Bad breath	20.9	149	20.3	48	n.s.	24.7	118	16.7	79	p=0.003
Jaw makes clicking sound	6.5	46	3.8	9	n.s.	6.9	33	4.7	22	n.s.
Jaw pain	1.4	10	0.0	0	n.s.	1.5	7	0.6	3	n.s.
Difficulty opening mouth	2.0	14	1.3	3	n.s.	2.1	10	1.5	7	n.s.
Teeth are worn down	5.6	40	6.8	16	n.s.	5.2	25	6.6	31	n.s.

The Mann-Whitney *U* test or chi-squred test was used to compare between two groups.

O quadro 1 apresenta as caraterísticas básicas dos participantes. A percentagem de

| **3. I have to work as hard as I can.** | | | **4. I have to pay very careful attention.** | | |
Yes **770**	No **180**	Test	Yes **804**	No **146**	Test
46.7 ±8.4	50.1 ±8.9	p<0.001	47.1 ±8.4	48.5 ±9.6	n.s.
27.3 ±6.6	26.5 ±6.4	n.s.	27.2 ±6.6	26.8 ±6.3	n.s.
% n	% n		% n	% n	
44.4 342	49.4 89	n.s.	45.4 365	45.2 66	n.s.
20.4 157	18.9 34	n.s.	20.1 162	19.9 29	n.s.
11.7 90	10.0 18	n.s.	11.4 92	11.0 16	n.s.
8.8 68	6.1 11	n.s.	8.7 70	6.2 9	n.s.
14.7 113	9.4 17	n.s.	13.9 112	12.3 18	n.s.
13.6 105	10.0 18	n.s.	12.7 102	14.4 21	n.s.
8.7 67	7.8 14	n.s.	8.2 66	10.3 15	n.s.
11.8 91	9.4 17	n.s.	11.8 95	8.9 13	n.s.
21.2 163	16.1 29	n.s.	20.9 168	16.4 24	n.s.
3.5 27	2.2 4	n.s.	3.4 27	2.7 4	n.s.
1.2 9	1.1 2	n.s.	1.2 10	0.7 1	n.s.
8.1 62	5.0 9	n.s.	7.5 60	7.5 11	n.s.
17.7 136	10.0 18	p=0.012	16.8 135	13.0 19	n.s.
22.2 171	14.4 26	p=0.021	21.0 169	19.2 28	n.s.
6.8 52	1.7 3	p=0.007	6.2 50	3.4 5	n.s.
1.2 9	0.6 1	n.s.	1.2 10	0.0 0	n.s.
2.2 17	0.0 0	n.s.	2.1 17	0.0 0	n.s.
5.2 40	8.9 16	n.s.	6.0 48	5.5 8	n.s.

Os participantes com mais de 600 milhões de ienes de rendimento anual foram 72,9%. Atual

(Continued) Table 2

	5. My job is difficult in that it requires a high level of knowledge and technical skill.				6. I need to be constantly thinking about work throughout the working day.			
	Yes		**No**			**Yes**		**No**	
n	696		254	Test	660		290	Test
Mean age								
	47.3 ±8.4		47.6 ±9.2	n.s.	46.8 ±8.4		48.6 ±9.0	p=0.003
Mean number of present teeth								
	27.2 ±6.4		26.8 ±6.9	n.s.	27.3 ±6.5		26.7 ±6.6	n.s.
	%	n	%	n	%	n	%	n
Experience of tooth loss								
	45.1	314	46.1	117	43.5	287	49.7	144	n.s.
Presence of decayed teeth								
(one or more)	20.5	143	18.9	48	21.2	140	17.6	51	n.s.
Oral problems								
Frequent stomatitis								
	11.1	77	12.2	31	12.3	81	9.3	27	n.s.
Frequent tooth or gingival pain								
	8.8	61	7.1	18	9.1	60	6.6	19	n.s.
Pain when consuming something cold								
	14.5	101	11.4	29	15.0	99	10.7	31	n.s.
Gingival bleeding								
	12.9	90	13.0	33	13.3	88	12.1	35	n.s.
Gingival swelling								
	9.8	68	5.1	13	p=0.023	9.7	64	5.9	17	n.s.
Gingival recession								
	11.6	81	10.6	27	13.0	86	7.6	22	p=0.015
Often get food stuck between teeth								
	21.1	147	17.7	45	21.8	144	16.6	48	n.s.
Loose teeth								
	3.3	23	3.1	8	3.5	23	2.8	8	n.s.
Cannot eat some foods								
	1.4	10	0.4	1	1.4	9	0.7	2	n.s.
Dry mouth								
	6.8	47	9.4	24	7.0	46	8.6	25	n.s.
Inside of mouth feels slimy								
	16.7	116	15.0	38	17.0	112	14.5	42	n.s.
Bad breath								
	20.7	144	20.9	53	22.3	147	17.2	50	n.s.
Jaw makes clicking sound								
	5.9	41	5.5	14	7.0	46	3.1	9	p=0.019
Jaw pain								
	1.0	7	1.2	3	1.4	9	0.3	1	n.s.
Difficulty opening mouth								
	2.2	15	0.8	2	2.3	15	0.7	2	n.s.
Teeth are worn down								
	6.3	44	4.7	12	6.2	41	5.2	15	n.s.

os fumadores constituíam 30,5% dos participantes, os diabéticos

<table>
<tr><th colspan="3">7. My job requires a lot of physical work.</th><th colspan="3">Overall level of how demanding the job is</th></tr>
<tr><th colspan="2"></th><th></th><th>Yes on 6 or 7 items</th><th>Yes on fewer than 6 items</th><th></th></tr>
<tr><th>Yes</th><th>No</th><th>Test</th><th></th><th></th><th>Test</th></tr>
<tr><td>183</td><td>767</td><td></td><td>371</td><td>579</td><td></td></tr>
<tr><td>46.0 ±8.7</td><td>47.7 ±8.5</td><td>p=0.015</td><td>45.9 ±8.3</td><td>48.3 ±8.7</td><td>P<0.001</td></tr>
<tr><td>26.8 ±7.6</td><td>27.2 ±6.3</td><td>n.s.</td><td>27.1 ±7.1</td><td>27.1 ±6.1</td><td>n.s.</td></tr>
<tr><td>%   n</td><td>%   n</td><td></td><td>%   n</td><td>%   n</td><td></td></tr>
<tr><td>47.0   86</td><td>45.0   345</td><td>n.s.</td><td>41.0   152</td><td>48.2   279</td><td>p=0.002</td></tr>
<tr><td>22.4   41</td><td>19.6   150</td><td>n.s.</td><td>22.6   84</td><td>18.5   107</td><td>n.s.</td></tr>
<tr><td>15.3   28</td><td>10.4   80</td><td>n.s.</td><td>13.7   51</td><td>9.8   57</td><td>n.s.</td></tr>
<tr><td>11.5   21</td><td>7.6   58</td><td>n.s.</td><td>10.0   37</td><td>7.3   42</td><td>n.s.</td></tr>
<tr><td>16.9   31</td><td>12.9   99</td><td>n.s.</td><td>14.3   53</td><td>13.3   77</td><td>n.s.</td></tr>
<tr><td>15.8   29</td><td>12.3   94</td><td>n.s.</td><td>14.0   52</td><td>12.3   71</td><td>n.s.</td></tr>
<tr><td>9.8   18</td><td>8.2   63</td><td>n.s.</td><td>9.4   35</td><td>7.9   46</td><td>n.s.</td></tr>
<tr><td>8.7   16</td><td>12.0   92</td><td>n.s.</td><td>12.1   45</td><td>10.9   63</td><td>n.s.</td></tr>
<tr><td>21.9   40</td><td>19.8   152</td><td>n.s.</td><td>23.7   88</td><td>18.0   104</td><td>p=0.030</td></tr>
<tr><td>4.4   8</td><td>3.0   23</td><td>n.s.</td><td>4.0   15</td><td>2.8   16</td><td>n.s.</td></tr>
<tr><td>1.6   3</td><td>1.0   8</td><td>n.s.</td><td>2.4   9</td><td>0.3   2</td><td>p=0.005</td></tr>
<tr><td>8.7   16</td><td>7.2   55</td><td>n.s.</td><td>7.8   29</td><td>7.3   42</td><td>n.s.</td></tr>
<tr><td>18.0   33</td><td>15.8   121</td><td>n.s.</td><td>18.9   70</td><td>14.5   84</td><td>n.s.</td></tr>
<tr><td>24.0   44</td><td>19.9   153</td><td>n.s.</td><td>24.3   90</td><td>18.5   107</td><td>p=0.032</td></tr>
<tr><td>8.2   15</td><td>5.2   40</td><td>n.s.</td><td>7.8   29</td><td>4.5   26</td><td>p=0.032</td></tr>
<tr><td>1.6   0</td><td>0.9   7</td><td>n.s.</td><td>1.6   6</td><td>0.7   4</td><td>n.s.</td></tr>
<tr><td>3.3   6</td><td>1.4   11</td><td>n.s.</td><td>2.4   9</td><td>1.4   8</td><td>n.s.</td></tr>
<tr><td>1.6   3</td><td>6.9   53</td><td>p=0.005</td><td>4.9   18</td><td>6.6   38</td><td>n.s.</td></tr>
</table>

6,1%, os hipertensos representavam 22,0% e 31,1% dos participantes tinham um IMC igual ou superior a 25.

A Tabela 2 mostra a relação entre o stress no trabalho e os sintomas subjectivos de saúde oral. Os problemas de saúde oral que se correlacionaram significativamente com os indicadores de stress incluíam estomatite frequente, inchaço gengival, recessão gengival, sensação viscosa na boca, mau hálito, som de estalido na mandíbula e dentes desgastados.

Os participantes que sentiam que o seu trabalho era altamente exigente em geral (responderam sim a 6-7 itens) relataram uma maior incidência de alimentos presos entre os dentes (p=0,030), eram mais propensos a não conseguir comer certos alimentos (p=0,005), mais propensos a ter mau hálito (p=0,032) e mais propensos a relatar um som de estalido na mandíbula (p=0,032).

A Tabela 3 mostra a relação entre o stress no trabalho e os sintomas subjectivos de saúde oral. Uma pontuação total de stress mais elevada correlacionou-se significativamente com uma idade média mais baixa (p<0,001) e uma menor experiência de perda de dentes (p=0,016). Uma pontuação total de stress mais elevada também foi associada à presença de dentes cariados (p=0,037), dor ao consumir algo frio (p=0,010), dentes soltos (p=0,040), um som de estalido na mandíbula (p<0,001), dor na mandíbula (p=0,044) e dificuldade em abrir a boca (p=0,013).

Table 3 Dose-response relationship between job stress and subjective oral health symptoms (n=950)

Total score of job stress	n	7-15		16-19		20-23		24-28		Test
		140		357		328		125		
Mean age		50.0 ±9.4		48.1 ±8.6		46.3 ±8.1		44.9 ±7.8		p<0.001
Mean number of present teeth		26.5 ±6.3		27.2 ±6.2		27.2 ±7.0		27.4 ±6.6		n.s.
		%	n	%	n	%	n	%	n	
Experience of tooth loss		47.1	66	49.6	177	42.7	140	38.4	48	0.016
Presence of decayed teeth (one or more)		17.1	24	19.0	68	19.8	65	27.2	34	0.037
Oral problems (yes)										
Frequent stomatitis		9.3	13	10.9	39	12.5	41	12.0	15	n.s.
Frequent tooth or gingival pain		4.3	6	7.8	28	8.8	29	12.8	16	0.010
Pain when consuming something cold		7.9	11	14.0	50	15.9	52	13.6	17	n.s.
Gingival bleeding		7.9	11	13.4	48	13.7	45	15.2	19	n.s.
Gingival swelling		7.1	10	8.7	31	8.2	27	10.4	13	n.s.
Gingival recession		7.9	11	12.6	45	12.5	41	8.8	11	n.s.
Often get food stuck between teeth		17.9	25	19.3	69	21.3	70	22.4	28	n.s.
Loose teeth		2.1	3	2.5	9	3.7	12	5.6	7	0.040
Cannot eat some foods		0.7	1	0.6	2	1.8	6	1.6	2	n.s.
Dry mouth		7.9	11	7.0	25	6.7	22	10.4	13	n.s.
Inside of mouth feels slimy		7.9	11	18.5	66	17.1	56	16.8	21	n.s.
Bad breath		13.6	19	21.8	78	22.0	72	22.4	28	n.s.
Jaw makes clicking sound		2.1	3	3.6	13	8.8	29	8.0	10	p<0.001
Jaw pain		0.0	0	1.1	4	0.6	2	3.2	4	0.044
Difficulty opening mouth		0.0	0	0.8	3	4.0	13	0.8	1	0.013
Teeth are worn down		5.7	8	6.2	22	7.0	23	2.4	3	n.s.

The Kruskal-Wallis test or Cochran-Armitage trend analyses was used to compare the groups.

Os factores que contribuem para os sintomas de saúde oral, avaliados por uma análise de regressão logística múltipla, são apresentados na Tabela 4. Não se registaram relações fortes (| r | >0,4) entre as variáveis independentes. As variáveis independentes correlacionadas com pelo menos três sintomas de saúde oral incluíram o rendimento pessoal anual de 10 milhões de ienes ou mais (OR: 0,47; 95% CI: 0,29-0,74), pontuação total de stress de 16-19 (OR: 2.23; IC 95%: 1,25-3,99), pontuação total de stress de 20-23 (OR: 2,73; IC 95%: 1,51-4,91), pontuação total de stress de 24-28 (OR: 3,25; IC 95%: 1,66-6,35) e IMC>25 (OR: 1,70; IC 95%: 1,21-2,38).

Table 4 Factors contributing to oral health symptoms by multiple logistic regression analysis (n=950)

Independent variable	n	n	(%)	OR (95% CI)	p-value
			Dependent variable: Participants with at least three oral health symptoms		
Age					
25-34	94	23 (	24.5)	1	
35-44	238	46 (	19.3)	0.76(0.42-1.39)	0.370
45-54	391	87 (	22.3)	0.98(0.54-1.77)	0.936
55-64	227	55 (	24.2)	1.18(0.62-2.24)	0.613
Annual personal income					
2-6 million yen	176	51 (	29.0)	1	
6-10	353	86 (	24.4)	0.71(0.46-1.09)	0.115
10 and over	339	61 (	18.0)	0.47(0.29-0.74)	0.001
unknown	82	13 (	15.9)		
Total stress score					
7-15	140	17 (	12.1)	1	
16-19	357	79 (	22.1)	2.23(1.25-3.99)	0.007
20-23	328	80 (	24.4)	2.73(1.51-4.91)	0.001
24-28	125	35 (	28.0)	3.25(1.66-6.35)	0.001
Current smoker					
No	660	137 (	20.8)	1	
Yes	290	74 (	25.5)	1.28(0.91-1.79)	0.153
Diabetes					
No	892	192 (	21.5)	1	
Yes	58	19 (	32.8)	1.40(0.75-2.59)	0.289
Hypertension					
No	741	163 (	22.0)	1	
Yes	209	48 (	23.0)	0.86(0.57-1.28)	0.458
BMI 25 or over					
No	655	125 (	19.1)	1	
Yes	295	86 (	29.2)	1.70(1.21-2.38)	0.002
Experience of tooth loss					
No	519	106 (	20.4)	1	
Yes	431	105 (	24.4)	1.09(0.78-1.54)	0.615
Presence of decayed teeth (one or more)					
No	759	159 (	20.9)	1	
Yes	191	52 (	27.2)	1.27(0.87-1.86)	0.220

Discussão

Relatórios anteriores[21,22]) indicaram que os questionários auto-relatados são uma opção viável para medir as condições de saúde oral, incluindo o número de dentes presentes e de dentes cariados.

Neste estudo, os participantes que responderam "Não consigo terminar o meu trabalho no tempo necessário" tinham maior probabilidade de ter dentes cariados. A causa dessa relação não é clara. No entanto, Mejia-Rubalcava et al. mostraram que níveis elevados de stress académico, uma idade mais jovem entre os estudantes universitários e uma taxa de fluxo salivar mais baixa são factores de risco para o desenvolvimento de cáries dentárias em estudantes[8]). É necessária investigação futura para clarificar a relação entre o stress no trabalho e a cárie.

O inchaço gengival, a recessão gengival e os alimentos frequentemente presos entre os dentes podem estar relacionados com a doença periodontal. Uma relação entre o stress no trabalho e a doença periodontal foi relatada em estudos anteriores[9-12]). Marcenes e Sheiham[9]) examinaram as relações entre o estado de saúde periodontal e o stress no trabalho e a qualidade conjugal em 149 homens com idades entre os 35 e os 44 anos. Pontuações mais elevadas para a exigência mental relacionada com o trabalho foram associadas a bolsas e/ou gengivite, bem como a pontuações baixas na qualidade conjugal. Freeman e Goss[10)] relataram os resultados preliminares de um estudo de acompanhamento de 10 mulheres e 8 homens empregados com uma idade média de 39 anos. Este relatório investigou a perda de inserção periodontal durante um período de 12 meses nos primeiros molares e em todos os incisivos. Verificou-se uma relação entre o aumento da profundidade da bolsa e as pontuações da personalidade tipo A (caracterizada por competitividade, impulso excessivo e um maior grau de importância ou alerta). Linden et al.[11]) pesquisaram 23 frequentadores de consultas odontológicas regulares durante um período de 5,5 anos. No modelo de regressão final, um aumento da perda de inserção periodontal foi significativamente previsto por um aumento da idade, um estatuto socioeconómico mais baixo, uma menor satisfação no trabalho e uma personalidade tipo A. Com base nos resultados destes estudos, é razoável assumir que o stress no trabalho está altamente correlacionado com a doença periodontal e os seus sintomas.

Uma sensação viscosa na boca e mau hálito podem ser indicativos da secreção salivar e da taxa de fluxo. As glândulas salivares estão ligadas tanto a nervos parassimpáticos como a nervos simpáticos. A secreção é controlada principalmente por impulsos parassimpáticos dos núcleos salivares. Em situações de stress, pode ocorrer boca seca devido ao efeito inibitório dos centros superiores nos núcleos salivares[23]). Quando o stress provoca a ativação do nervo simpático, a saliva torna-se viscosa porque a proporção de proteínas na saliva aumenta[24]). Uma diminuição do fluxo salivar reduz a função protetora proporcionada pela saliva, aumentando assim a sensação de viscosidade, bem como o mau hálito. Kleinberg et al.[25] indicaram que a medição da secura oral pode ser usada para diferenciar o mau cheiro genuíno do pseudo-mal cheiro relacionado com a boca seca e, por sua vez, diferenciar este último da halitofobia. Quieroz et al.[26]) encontraram uma relação entre situações de stress, taxa de fluxo salivar e compostos orais voláteis contendo enxofre (VSCs). Especificamente, estes autores verificaram que, no dia de um exame bioquímico, os CSVs aumentavam significativamente e o fluxo salivar diminuía quando comparados com os valores basais.

Um som de estalido na mandíbula, dor na mandíbula e dificuldade em abrir a boca são indicativos de desordem da articulação temporomandibular (DTM). Foi anteriormente referido que o stress está associado a uma exacerbação da DTM[27-29]). Kuttila et al.[27]) analisaram 506 adultos finlandeses e verificaram que a necessidade de tratamento das DTM estava relacionada com a pontuação total de stress. Rollman et al.[28]) também demonstraram que os doentes com DTM sofrem frequentemente de um elevado grau de stress na sua vida diária. Rugh e Solberg[29]) utilizaram a eletromiografia para demonstrar que as situações de stress se correlacionavam com níveis elevados de ranger de dentes. Eles propuseram que o stress aumenta a atividade dos músculos mastigatórios, o que consequentemente resulta em DTM. Embora não tenha sido estabelecida uma associação causal clara, os nossos resultados e estes relatórios anteriores sugerem fortemente que as DTM são exacerbadas pelo stress no trabalho.

Os nossos dados revelaram que o stress no trabalho diminui com a idade (Tabela 3). O número médio de dentes presentes dos participantes com a pontuação de stress mais baixa [715]) foi inferior ao dos outros grupos, provavelmente porque o número de dentes diminui com a idade .[16]

Este estudo tem várias limitações. A primeira é a possibilidade de viés de seleção devido à utilização de um inquérito pela Internet. Van Gelder[30] salientou que as vantagens dos inquéritos via Internet são o baixo custo e a rapidez de resposta dos participantes. As desvantagens são as taxas de não resposta relativamente elevadas, em comparação com os modos tradicionais de recolha de dados, e as preocupações quanto à fiabilidade e validade dos dados obtidos. Yasunaga et al.[31] indicaram outra desvantagem, nomeadamente que a faixa etária dos utilizadores da Internet está mais concentrada nos jovens. Para contrariar estas desvantagens, recorremos a uma empresa de investigação em linha com um conjunto de participantes já existente, a fim de obter uma taxa de resposta mais elevada e evitar o enviesamento da idade. De acordo com Ando et al. a fiabilidade e a validade dos dados não são provavelmente mais fracas do que as da investigação tradicional[32]). Além disso, os participantes neste estudo são trabalhadores do sector financeiro que utilizam a Internet no seu trabalho diário e estão, por conseguinte, muito familiarizados com este meio. Não existem dados disponíveis sobre o estado de saúde oral e as caraterísticas básicas dos trabalhadores do sector financeiro do sexo masculino no Japão, para além dos dados recolhidos neste estudo. Por conseguinte, embora tal comparação fosse útil para confirmar que esta é uma amostra representativa, não é atualmente possível.

Uma segunda limitação deste estudo é o facto de a informação sobre o estado de saúde oral ter sido auto-avaliada e auto-relatada. Uma terceira limitação deste estudo é o facto de se tratar de um inquérito transversal. Apesar destas limitações, os resultados deste estudo mostram várias relações entre o stress no trabalho e os sintomas subjectivos de saúde oral. Estes sintomas podem servir como sinais de alerta para níveis elevados de stress.

Conclusões

Estes resultados indicam que certos factores de stress no trabalho estão associados a sintomas de saúde oral. Além disso, os sintomas de saúde oral podem provavelmente ser utilizados como indicadores de stress no trabalho nos trabalhadores. Os profissionais de saúde dentária e os responsáveis pela gestão da saúde no local de trabalho devem considerar a possibilidade de os sintomas de saúde oral poderem ser parcialmente causados por factores de stress subjacentes. Assim, a diminuição do stress no local de trabalho e a formação em gestão do stress podem ter um efeito positivo na saúde oral.

Referências

1. Ministério da Saúde, Trabalho e Bem-Estar do Japão. http: //www.mhlw.go.jp/bunya/roudoukijun/anzeneiseil2/.html. Acedido em 11 de junho de 2016.

2. Kawakami N, Tsutsumi A (2016) The Stress Check Program: a new national policy for monitoring and screening psychosocial stress in the workplace in Japan. J Occup Health 58, 1-6.

3. Shimomitsu T, Haratani T, Nakamura K, Kawakami N, Hayashi T, Hiro H, Arai M, Miyazaki S, Furuki K, Ohya Y, Odagiri Y (2000) Final development of the Brief Job Stress Questionnaire mainly used for assessment of the individuals. In: O subsídio patrocinado pelo Ministério do Trabalho para a prevenção de doenças relacionadas com o trabalho, relatório do ano fiscal de 1999, Kato M (Ed.). 126-64, Universidade de Medicina de Tóquio, Tóquio (em japonês).

4. Stabholz A, Soskolne WA, Shapira L (2000) Genetic and environmental risk factors for chronic periodontitis and aggressive periodontitis. Periodontol 53, 138-53.

5. Peruzzo DC, Benatti BB, Ambrosano GM, Nogueira-Filho GR, Sallum EA, Casati MZ, Nociti FH Jr (2007) Uma revisão sistemática do stress e dos factores psicológicos como possíveis factores de risco para a doença periodontal. J Periodontol 78, 1491-504.

6. Hugo FN, Hilgert JB, Bozzetti MC, Bandeira DR, Gonçalves TR, Pawlowski J, de Sousa Mda L (2006) Stress crónico, depressão e níveis de cortisol como indicadores de risco de níveis elevados de placa bacteriana e gengivite em indivíduos com 50 anos ou mais. J Periodontol 77, 1008-14.

7. Genco RJ, Ho AW, Grossi SG, Dunford RG, Tedesco LA (1999) Relationship of stress, distress and inadequate coping behaviors to periodontal disease. J Periodontol 70, 711-23.

8. Mejia-Rubalcava C, Alanis-Tavira J, Argueta-Figueroa L, Legorreta-Reyna A

(2012) O stress académico como fator de risco para a cárie dentária. Int Dent J62, 127-31.

9. Marcenes WS, Sheiham A (1992) The relationship between work stress and oral health status. Soc Sci Med 35, 1511-20.

10. Freeman R, Goss S (1993) Stress measures as predictors of periodontal disease - a preliminary communication. Community Dent Oral Epidemiol 21, 176-7.

11. Linden GJ, Mullally BH, Freeman R (1996) Stress e a progressão da doença periodontal. J Clin Periodontol 23, 675-80.

12. Moss ME, Beck JD, Kaplan BH, Offenbacher S, Weintraub JA, Koch GG, Genco RJ, Machtei EE, Tedesco LA (1996) Exploratory case-control analysis of psychosocial factors and adult periodontitis. J Periodontol 67, 1060-9.

13. Boyapati L, Wang HL (2007) The role of stress in periodontal disease andwound healing (O papel do stress na doença periodontal e na cicatrização de feridas). Periodontol 44, 195-210.

14. Donaldson AN, Everitt B, Newton T, Steele J, Sherriff M, Bower E (2008) The effects of social class and dental attendance on oral health. J Dent Res 87, 60-4.

15. Locker D, Maggirias J, Quinonez C (2011) Income, dental insurance coverage, and financial barriers to dental care among Canadian adults. J Public Health Dent 71, 327-34.

16. Associação de Saúde Oral (2013) O Comité de Análise Estatística do Inquérito sobre Doenças Dentárias. 16-46, Guia completo do inquérito sobre doenças dentárias 2011, Associação de Saúde Oral, Tóquio, (em japonês)

17. Dietrich T, Walter C, Oluwagbemigun K, Bergmann M, Pischon T, Pischon N, Boeing H (2015) Fumar, deixar de fumar e risco de perda de dentes: O estudo EPIC-Potsdam. J Dent Res 94, 1369-75.

18. Sora ND, Marlow NM, Bandyopadhyay D, Leite RS, Slate EH, Fernandes JK (2013) Síndrome metabólica e periodontite em afro-americanos Gullah com diabetes mellitus tipo 2. J Clin Periodontol 40, 599-606.

19. Rivas-Tumanyan S, Campos M, Zevallos JC, Joshipura KJ (2013) Doença periodontal, hipertensão e pressão arterial entre adultos mais velhos em Porto Rico. J Periodontol 84, 203-11.

20. Fukui N, Shimazaki Y, Shinagawa T, Yamashita Y (2012) Estado periodontal e síndrome metabólica em japoneses de meia-idade. J Periodontol 83, 1363-71.

21. Axelsson G, Helgadottir S (1995) Comparison of oral health data from self-administered questionnaire and clinical examination. Community Dent Oral Epidemiol 23, 365-8.

22. Silva AE, Menezes AM, Assuncao MC, Gonçalves H, Demarco FF, Vargas-Ferreira F, Peres MA (2015) Validação da informação auto-reportada sobre cárie dentária numa coorte de nascimentos aos 18 anos de idade. PLoS One 9, 9: C106382 (doi: 10.1371/joumal.pone.0106382). Acedido em 11 de junho de 2016.

23. Edgar M, Dawes C, O'Mullane D (2004) Saliva and Oral Health. 3ª ed. 8, British Dental Association, Londres.

24. Turner RJ, Sugiya H (2002) Understanding salivary fluid and protein secretion (Compreender o fluido salivar e a secreção de proteínas). Oral Dis 8, 3-11.

25. Kleinberg I, Wolff MS, Codipilly DM (2002) Role of saliva in oral dryness, oral feel and oral malodour. Int Dent J 52, Suppl 3, 236-40.

26. Queiroz CS, Hayaeibara MF, Tabehoury CP, Mareondes FK, Cury JA (2002) Relação entre situações de stress, fluxo salivar e compostos voláteis orais contendo enxofre. Eur J Oral Sci 110, 337-40.

27. Kuttila M, Niemi PM, Kuttila S, Alanen P, Le Bell Y (1998) TMD treatment need in relation to age, gender, stress, and diagnostic subgroup. J Orofac Pain 12, 67-74.

28. Rollman GB, Gillespie JM (2000) O papel dos factores psicossociais nas desordens temporomandibulares. Curr Rev Pain 4, 71-81.

29. Rugh JD, Solberg WK (1975) Electromyographic studies of bruxist behaviorbefore e during treatment. J Calif Dent Assoc 3, 56-9.

30. van Gelder MMH, Bretveld RW, Roeleveld N (2010) Web-based questionnaires: O futuro da epidemiologia? Am J Epidemiol 172,129298

31. Yasunaga H, Ide H, Imamura T, Ohe K (2006) Investigação médica utilizando o questionário da Internet no Japão. Japanese J Public Health 53, 40-50. (em japonês)

32. Ando Y, Ishida T, Fukai K, Ohyama A (2012) The status of routine dental visits by web-based survey in Japan. J Dent Health 62, 41-52. (em japonês)

Capítulo 3

Relação entre a quantidade de horas extraordinárias de trabalho e dentes cariados não tratados em trabalhadores do sector financeiro do sexo masculino no Japão

Jornal de Saúde Ocupacional 59:280-85,2017.

Resumo

Está provado que o trabalho extraordinário contínuo ou frequente tem efeitos nocivos para a saúde humana. Entretanto, uma das principais razões para a perda de dentes é a cárie. O objetivo deste estudo foi avaliar a relação entre o trabalho extraordinário e os dentes cariados não tratados em trabalhadores financeiros do sexo masculino. Os participantes foram recrutados através do rastreio de um grupo de japoneses registados numa base de dados online. Os participantes preencheram um questionário sobre a sua saúde oral, comportamento e condições de trabalho. Os participantes incluíam um total de 951 trabalhadores do sector financeiro do sexo masculino com idades compreendidas entre os 25 e os 64 anos. A probabilidade de cárie dentária aumentou com a quantidade de horas extraordinárias de trabalho (p=0,002). Após o ajuste para a idade, rendimento, habilitações literárias, comportamento de higiene oral, comportamento de petiscar, visitas regulares ao dentista, más relações interpessoais no trabalho e hábitos tabágicos, uma análise de regressão logística múltipla revelou que os participantes com 45-80 horas de trabalho extraordinário (OR, 2,56; 95% CI, 1,23-5,33) ou mais de 80 horas de trabalho extraordinário (OR, 3,01; 95% CI, 1,13-7,97) tinham maior probabilidade de ter cáries dentárias não tratadas. A percentagem de participantes que referiu "demasiado ocupado com o trabalho" como motivo para não tratar os dentes cariados aumentou com o número de horas extraordinárias (p<0,001). Estes resultados indicam que as horas extraordinárias de trabalho estão fortemente relacionadas com dentes cariados não tratados. Para além da educação para a saúde oral e dos exames dentários, a diminuição do stress e a redução da quantidade de horas extraordinárias também podem ter um efeito positivo na saúde oral.

Introdução

Existe uma relação entre longas horas de trabalho e problemas de saúde. As longas horas de trabalho têm sido associadas à mortalidade por todas as causas, a doenças circulatórias, à diabetes mellitus, à síndrome metabólica, ao estado depressivo, à ansiedade, a outras perturbações psicológicas, a problemas de sono, à função cognitiva e a comportamentos pouco saudáveis[1-3]). O trabalho extraordinário afecta claramente vários aspectos do estilo de vida de uma pessoa, o que presumivelmente inclui o comportamento de saúde oral. Por conseguinte, é razoável especular que o trabalho extraordinário aumenta o risco de cáries e reduz a frequência das consultas dentárias. A nossa hipótese é que os trabalhadores que fazem horas extraordinárias têm mais cáries não tratadas. No entanto, tanto quanto é do nosso conhecimento, não existem estudos que investiguem a relação entre o horário de trabalho e as doenças orais.

A cárie e a periodontite são as causas mais comuns da perda de dentes permanentes no Japão, bem como a nível mundial[4-6]). Aida et al.[5] mostraram que a cárie e as suas complicações (43,3% no total) e a doença periodontal (41,8%) foram as principais razões para a extração de dentes no Japão. As extracções devido a cárie ou fratura radicular foram frequentemente observadas em todos os grupos etários com mais de 15 anos de idade[5] . Além disso, a incidência de fracturas radiculares verticais está a aumentar, o que é causado principalmente por dentes tratados endodonticamente[6]). Por conseguinte, é importante que as pessoas tratem os dentes cariados mais cedo, se possível.

O objetivo deste estudo foi avaliar a relação entre a quantidade de horas extraordinárias de trabalho e os dentes cariados não tratados em trabalhadores financeiros do sexo masculino no Japão.

Métodos

Seleção dos participantes

Os participantes foram selecionados a partir de um conjunto de pessoas que se registaram na empresa de investigação em linha Intage (http://www.intage.co.jp/) e concordaram em participar em inquéritos relacionados com a saúde oral. Depois de darem o seu consentimento informado clicando no botão correspondente, foi pedido aos participantes que preenchessem um inquérito de seleção. Este inquérito baseado na Internet foi realizado no Japão de 17 a 19 de fevereiro de 2016.

O questionário para este estudo foi enviado a pessoas registadas que cumpriam os seguintes critérios: empregados no sector financeiro (bancos, valores mobiliários, seguros), local de trabalho na zona de Kanto, no Japão, idade entre 25 e 64 anos, do sexo masculino, a tempo inteiro e a trabalhar apenas durante o dia. Os participantes preencheram o questionário e enviaram as suas respostas por correio eletrónico. Os dados dos primeiros 200 inquiridos de cada grupo etário (2534, 35-44, 45-54 e 55-64) foram recolhidos e analisados neste estudo. O nosso objetivo era analisar os dados de 200 participantes em cada grupo etário, num total de 800 participantes. Recolhemos um total de 951 conjuntos de dados, pelo que não foi possível recolher o número desejado de respostas de cada grupo etário. Especificamente, não havia um número suficiente de pessoas na faixa etária dos 25-34 anos registadas na base de dados.

Itens do questionário

Foi pedido aos inquiridos que comunicassem o seu rendimento pessoal anual, o rendimento anual do agregado familiar, o número de membros do agregado familiar, o estado civil, as habilitações literárias, o estatuto de fumador (fumador atual ou não), o estatuto de diabético e hipertenso (sim ou não), a altura e o peso (o IMC foi então calculado e classificado como <25 ou >25) e se tinham uma cárie não tratada (sim ou não). Relativamente ao comportamento em termos de saúde oral, os participantes foram questionados sobre a frequência com que escovavam os dentes todos os dias (<2 ou >2), se escovavam os dentes antes de dormir (sim ou não), se usavam escova interdental uma ou mais vezes por semana (sim ou não), se comiam entre as refeições (sim ou não), se tinham uma clínica dentária regular (sim ou não), se costumavam visitar uma clínica dentária para check-up ou limpeza uma ou mais vezes por ano (sim ou não), e porque é que têm cáries não tratadas (sem dor, não é um problema, não podem ir a um dentista durante as horas em que a clínica está aberta, custo do tratamento, demasiado ocupado, são necessárias várias visitas para o tratamento, não gostam do tratamento, não há clínicas por perto). O rendimento equivalente do agregado familiar foi calculado como o rendimento total do agregado familiar dividido pela raiz quadrada do número de pessoas no agregado familiar.

O stress no trabalho foi avaliado neste estudo com base no Brief Job Stress Questionnaire[7,8]:

1. Quantidade e dificuldade de trabalho (Sim a >6 ou <6 itens): "Tenho uma quantidade extremamente grande de trabalho para fazer", "Não consigo terminar o trabalho no tempo necessário", "Tenho de trabalhar o mais possível", "Tenho de prestar muita atenção", "O meu trabalho é difícil na medida em que exige um elevado nível de conhecimentos e competências técnicas", "Tenho de estar constantemente a pensar no trabalho durante todo o dia de trabalho" e "O meu trabalho exige muito trabalho físico".

2. Controlo e liberdade no trabalho (Não a >2 ou <2 itens): "Posso trabalhar ao meu próprio ritmo", "Posso escolher como e em que ordem fazer o meu trabalho" e "As minhas opiniões são reflectidas na política do local de trabalho".

3. Relações interpessoais no trabalho (Sim a >2 ou <2 itens): "Existem diferenças de opinião no meu departamento", "O meu departamento não se dá bem com outros departamentos" e "O ambiente no meu local de trabalho não é amigável".

4. Adequação do emprego (Não a 2 ou <2 itens): "Este trabalho adequa-se bem

a mim" e "Vale a pena fazer o meu trabalho".

5. Grau de satisfação com o trabalho: "Estou satisfeito com o meu trabalho".

As opções de resposta eram "muito", "moderadamente", "um pouco" e "nada". As respostas ao questionário sobre stress no trabalho foram divididas em dois grupos utilizando um método de pontuação simples[8] em que as respostas "muito" e "moderadamente" foram classificadas como "sim", enquanto as respostas "um pouco" e "nada" foram classificadas como "não". Foi pedido aos participantes que indicassem o número médio de horas extraordinárias que trabalharam por mês durante os últimos 3 meses. Os participantes foram divididos em 4 grupos (0, <45, <80, >80) com base nas suas respostas.

Análises estatísticas

Foi utilizado o teste do qui-quadrado (ou o teste exato de Fisher nos casos com menos de cinco células na tabela de contingência) para comparar os grupos. Foi utilizada uma ANOVA unidirecional para comparar as médias de cada grupo.

Odds ratios (ORs) e intervalos de confiança de 95% (Cis) foram determinados usando análises de regressão logística múltipla (método de entrada forçada). A presença de dentes cariados não tratados foi utilizada como variável dependente. O modelo incluiu factores de risco conhecidos e variáveis associadas à presença ou ausência de dentes cariados não tratados. A idade, o rendimento pessoal anual, a escolaridade, as horas extraordinárias por mês, a escovagem 2 ou mais vezes por dia, o facto de ter um dentista de família, as relações interpessoais no local de trabalho e o hábito de fumar foram utilizados como variáveis independentes. O coeficiente de correlação de Spearman foi utilizado para investigar as relações entre as variáveis independentes. Os dados foram analisados com o IBM SPSS Statistics, versão 23.0 (IBM Corp., Armonk, NY, EUA).

As análises de tendência de Cochran-Armitage foram usadas para avaliar a significância da correlação entre horas extras e dentes cariados não tratados e horas extras e razões para deixar dentes cariados. Essas análises foram realizadas com o Excel Statistics 2012 versão 1.11 (add-in).

Este estudo foi aprovado pelo comité de ética da Faculdade de Medicina Dentária de Tóquio (Número de Aprovação 665).

Table 1. Basic characteristics of participants

| | | | Overtime hours per month | | | | | | | | |
| | Total n=951 | | 0 n=108 | | Over 0 to 45 n=634 | | Over 45 to 80 n=164 | | Over 80 n=45 | | |
	n	%	n	%	n	%	n	%	n	%	p*
Annual personal income (million yen)											<0.001
under 6	177	18.6	31	28.7	122	19.2	20	12.2	4	8.9	
6-10	353	37.1	35	32.4	260	41.0	47	28.7	11	24.4	
10 and over	339	35.6	27	25.0	203	32.0	85	51.8	24	53.3	
unknown	82	8.6	15	13.9	49	7.7	12	7.3	6	13.3	
Equivalent household income (million yen)											<0.001
under 5	300	31.5	37	34.3	221	34.9	35	21.3	7	15.6	
5-7	308	32.4	36	33.3	205	32.3	53	32.3	14	31.1	
7 and over	282	29.7	24	22.2	172	27.1	67	40.9	19	42.2	
unknown	61	6.4	11	10.2	36	5.7	9	5.5	5	11.1	
Current smoker	288	30.3	36	33.3	191	30.1	47	28.7	14	31.1	0.872
Diabetes	58	6.1	5	4.6	44	6.9	9	5.5	0	0	0.253
Hypertension	209	22.0	31	28.7	133	21.0	37	22.6	8	17.8	0.294
BMI 25 or over	295	31.0	31	28.7	187	29.5	60	36.6	17	37.8	0.231

*Statistical analyses were conducted with Chi-squard test.

Resultados

A idade média dos participantes foi de 47,4 (DP: 8,6) anos. A idade média dos participantes por número de horas extraordinárias por mês foi a seguinte: sem horas extraordinárias, 51,6 (DP: 8,1) anos; 0 a 45 horas, 47,0 (8,8) anos; 45 a 80 horas, 46,6 (7,7) anos; e mais de 80 horas, 45,5 (8,6) anos. A média de idade diminuiu com a quantidade de horas extras por mês ($p<0,001$). O rendimento pessoal anual ($p<0,001$) e o rendimento equivalente do agregado familiar ($p<0,001$) correlacionaram-se com a quantidade de horas extraordinárias por mês.

Os participantes com as seguintes caraterísticas eram mais propensos a ter dentes cariados não tratados do que aqueles que não tinham a caraterística: o nível de escolaridade mais alto concluído foi o ensino médio ou o ensino superior ($p=0,041$), maior número de horas extras de trabalho por mês ($p=0,005$), escovar os dentes menos de 2 vezes por dia ($p<0.001$), não escovar os dentes antes de dormir ($p=0,026$), não usar escova interdental ou usá-la menos de uma vez por semana ($p=0,035$), não frequentar clínica dentária regularmente ($p<0,001$), não fazer check-up ou limpeza dentária pelo menos uma vez por ano" ($p=0,002$), ter más relações interpessoais no trabalho ($p=0,003$), não estar satisfeito com o trabalho ($p=0,022$) e hábito de fumar ($p<0,001$). No entanto, não se verificaram relações entre as seguintes caraterísticas e os dentes cariados não tratados: idade ($p=0,814$), rendimento pessoal anual ($p=0,875$), rendimento equivalente do agregado familiar ($p=0,890$), estado civil ($p=0.207$), comer entre as refeições ($p=0,052$), quantidade e dificuldade do trabalho ($p=0,132$), controlo e liberdade no trabalho ($p=0,485$), adequação do trabalho ($p=0,580$), IMC ($p=0,261$), diabetes ($p=0,148$) e hipertensão ($p=0,349$). Uma análise de tendência de Cochran-Armitage também confirmou que a percentagem de participantes de participantes com dentes cariados não tratados aumentou juntamente com a quantidade de horas extraordinárias (p=0,002).

A Tabela 2 mostra os factores que contribuem para a presença de dentes cariados não tratados através da análise de regressão logística múltipla. Os coeficientes de correlação de Spearman não revelaram relações fortes (dentes cariados não tratados por análise de regressão logística múltipla).

Table 2. Factors contributing to untreated decay teeth by multiple logistic regression analysis

Independent variable	n	n	Propotion of participants with decayed teeth (%)	OR*	95%CI	p
Age						
25-34	94	18	19.1	1		
35-44	238	53	22.3	1.29	0.67-2.47	0.446
45-54	391	75	19.2	1.08	0.58-2.02	0.816
55-64	228	46	20.2	1.37	0.70-2.69	0.362
Equivalent household income						
Under 5 million yen	300	64	21.3	1		
5-7 million yen	308	61	19.8	0.98	0.64-1.50	0.934
7 million yen and over	282	57	20.2	0.96	0.62-1.48	0.835
Unknown	61	9	14.8			
Educational background						
High school or junior college	139	37	26.6	1		
College or Master's degree	812	155	19.1	0.55	0.34-0.89	0.015
Overtime hours per month						
0	108	14	13.0	1		
Over 0 to 45	634	119	18.8	1.76	0.91-3.39	0.092
Over 45 to 80	164	45	27.4	2.56	1.23-5.33	0.012
Over 80	45	14	31.1	3.01	1.13-7.97	0.027
Brushing 2 times or more per day						
No	233	67	28.8	1		
Yes	718	125	17.4	0.58	0.40-0.84	0.004
Eating between meals						
No	515	92	17.9	1		
Yes	436	100	22.9	1.57	1.10-2.23	0.013
Having a regular dental clinic						
No	356	111	31.2	1		
Yes	595	81	13.6	0.33	0.23-0.47	<0.001
Interpersonal relationships at work						
Good	542	91	16.8	1		
Bad	409	101	24.7	1.42	1.00-2.01	0.048
Smoking habit						
No	663	114	17.2	1		
Yes	288	78	27.1	1.96	1.36-2.82	<0.001

*The model included age, equivalent household income, educational background, overtime hours per month, brushing 2 times or more per day, eating between meals, having a regular dental clinic, interpersonal relationships at work, and smoking habit.

OR: Odds Ratio; 95%CI: 95% Confidence Interval.

com cárie dentária foram conclusão de faculdade ou mestrado (OR, 0,55; IC 95%, 0,34-0,89), 45 a 80 horas extras (OR, 2,56; IC 95%, 1,235,33), mais de 80 horas extras (OR, 3,01; IC 95%, 1,13-7,97), escovação 2 vezes ou mais por dia (OR, 0.58; IC 95%, 0,40-0,84), comer entre as refeições (OR, 1,57; IC 95%, 1,10-2,23), ter uma clínica dentária regular (OR, 0,33; IC 95%, 0,23-0,47), más relações interpessoais no trabalho (OR, 1,42; IC 95%, 1,00-2,01) e fumador atual (OR, 1,96; IC 95%, 1,362,82).

A Tabela 3 mostra as razões para deixar os dentes cariados sem tratamento. As principais razões foram "sem dor" (54%), "não é um problema" (32%) e "muito ocupado com o trabalho" (31%). A percentagem de participantes que indicaram "sem dor" como motivo para não tratar os dentes cariados diminuiu com o número de horas extraordinárias (p=0,041) e a percentagem dos que indicaram "demasiado ocupado com o trabalho" como motivo aumentou com o número de horas extraordinárias (p<0,001), como mostra a análise de tendência de Cochran-Armitage.

Table 3. Reasons for leaving decayed teeth untreated (n=192)

			Overtime hours per month								
	Total		0		Over 0 to 45		Over 45 to 80		Over 80		
	n=192		n=14		n=119		n=45		n=14		
Reasons (multiple answers permitted)	n	%	n	%	n	%	n	%	n	%	p*
No pain	103	54	9	64	68	57	19	42	7	50	0.041
Not a problem	61	32	4	29	39	33	15	33	3	21	0.406
Too busy with work	60	31	1	7	32	27	18	40	9	64	<0.001
Cannot go when clinic is open	51	27	1	7	35	29	9	20	6	43	0.255
Do not like treatment	33	17	5	36	19	16	9	20	0	0	0.894
Multiple visits required for treatment	26	14	1	7	15	13	7	16	3	21	0.129
Cannot afford treatment cost	16	8	0	0	14	12	2	4	0	0	0.143
No dental clinics nearby	2	1	0	0	1	1	1	2	0	0	0.292

*Cochran-Armitage trend analysis was used.

Discussão

É bem sabido que o estado de saúde oral é influenciado por antecedentes educacionais, estatuto socioeconómico, stress no trabalho e género[9-13] . Por conseguinte, é desejável investigar participantes com caraterísticas semelhantes para evitar, tanto quanto possível, a interferência de factores de confusão. Por conseguinte, selecionámos trabalhadores do sector financeiro do sexo masculino para este estudo.

Este é o primeiro estudo a investigar a relação entre o trabalho extraordinário e a cárie dentária. Verificou-se uma clara associação entre a quantidade de horas extraordinárias de trabalho e dentes cariados não tratados em trabalhadores do sector financeiro. A percentagem de participantes que referiu "demasiado ocupado com o trabalho" como razão para deixar os dentes cariados por tratar aumentou com o aumento do número de horas extraordinárias (p<0,001). Entretanto, a razão mais comum dada para deixar os dentes cariados sem tratamento foi "sem dor" (53,6%). Este resultado sugere que aproximadamente metade dos participantes com dentes cariados poderia receber tratamento se assim o desejasse. É provável que estejam a fazer um timetradeoff[14] ^, ou seja, os méritos do tratamento são ultrapassados por outras prioridades.

Relatos anteriores revelaram que os fatores que contribuem para a cárie dentária em adultos são a baixa escolaridade, o desemprego, a baixa renda, a baixa classe social, o tabagismo, a frequência irregular ao dentista, o sexo masculino, a medicação diária e a condição de solteiro[9-12 '15 '16] ^. Nossos resultados não revelaram relação entre renda pessoal e cárie dentária. Entretanto, houve relação entre a escolaridade e a cárie dentária, mesmo sendo os participantes trabalhadores do ramo financeiro. Este facto está de acordo com relatórios anteriores que demonstram que uma menor escolaridade é um fator de risco para a cárie dentária[10-12] \ A educação para a saúde oral pode ser necessária para os trabalhadores do sector financeiro, apesar de terem a reputação de serem profissionais com rendimentos elevados e com um elevado nível de educação.

Não ter uma clínica dentária regular foi associado a ter pelo menos um dente cariado não tratado (OR=0,33 para ter uma clínica regular). Relatórios anteriores também mostraram uma associação negativa entre visitas regulares ao dentista e dentes cariados[9,12] . Edman et al.[12] mostraram que a visita irregular ao dentista estava associada a pelo menos uma superfície cariada (OR: 2,03). Isto significa que visitar regularmente um dentista diminui a probabilidade de dentes cariados não tratados.

Neste estudo, os participantes que indicaram más relações interpessoais no trabalho tinham maior probabilidade de ter dentes cariados não tratados (OR, 1,42; 95% CI, 1,00-2,01). A razão para este facto não é clara, mas Mejia-Rubalcava et al.[11]) mostraram que níveis elevados de stress académico e uma idade mais jovem entre os estudantes universitários estão associados a uma taxa de fluxo salivar mais baixa, que é um fator de risco conhecido para o desenvolvimento de cáries dentárias. O stress no trabalho pode, assim, fazer com que seja menos provável que os empregados visitem facilmente uma clínica dentária. É necessária investigação futura para clarificar a relação entre as relações interpessoais no local de trabalho e os dentes cariados.

O tabagismo correlacionou-se com dentes cariados não tratados neste estudo, o que é consistente com relatórios anteriores[15,16] . Bernabe et al.[16]) investigaram a relação entre o tabagismo diário e o número de cáries em adultos. O tabagismo diário estava relacionado com o número líquido de TD, mas não com os números líquidos de FT, MT ou CPOD durante um período de 4 anos. Os fumadores também tinham uma fraca assistência dentária, um elevado consumo de açúcar e uma escovagem dentária pouco frequente.

A escovagem frequente teve uma associação positiva e a ingestão de alimentos entre as refeições teve uma associação negativa com a presença de dentes cariados não tratados neste estudo. Stephan e Miller[17]) efectuaram as primeiras medições do pH da placa dentária. Três minutos após os dentes humanos terem sido enxaguados com uma solução de sacarose, o pH da placa desceu de 6,5 para 5,0. No entanto, num segundo ensaio, o pH não baixou no lado da boca que tinha sido escovado. Numa revisão sistemática sobre o consumo de açúcar e o risco de cárie, Burt e Pai[18] concluíram que a relação entre o consumo de açúcar e a cárie é muito mais fraca na era moderna de exposição ao flúor do que anteriormente estimado. Se as pessoas que escovavam os dentes duas ou mais vezes por dia no estudo atual estavam a usar pasta dentífrica com flúor, isso pode explicar a razão pela qual eram menos propensas a ter cáries \[19]

Este estudo tem várias limitações. A primeira é a possibilidade de viés de seleção, uma vez que os dados foram recolhidos através de um inquérito na Internet. Uma segunda limitação é o facto de a informação sobre o estado de saúde oral ter sido auto-reportada. Relatórios anteriores[20,21] indicaram que os questionários auto-relatados são uma opção viável para medir as condições de saúde oral, incluindo o número de dentes presentes e de dentes cariados. Silva et al. relataram que os auto-relatos subestimaram a prevalência de cárie dentária em 9,3% em comparação com as avaliações clínicas[21] ^. Uma terceira limitação é o facto de o estudo consistir num inquérito transversal. Apesar destas limitações, os resultados deste estudo mostram uma relação significativa entre a extensão do trabalho extraordinário e os dentes cariados não tratados. Por conseguinte, a educação para a saúde oral e os exames dentários no local de trabalho podem ser importantes para os trabalhadores do sector financeiro, independentemente do seu elevado rendimento e formação académica.

Conclusão

Depois de ajustar a idade, o rendimento, a formação académica, o comportamento de higiene oral, o comportamento de petiscar, a visita regular ao dentista, as más relações interpessoais no trabalho e os hábitos tabágicos, uma análise de regressão logística múltipla revelou que as horas extraordinárias de trabalho estavam fortemente correlacionadas com dentes cariados não tratados. Assim, a educação para a saúde oral e os exames dentários, bem como a redução do stress e das horas extraordinárias no local de trabalho, podem ter um efeito positivo na saúde oral.

Referências

1. Bannai A, Tamakoshi A. The association between long working hours and health: a systematic review of epidemiological evidence (A associação entre longas horas de trabalho e saúde: uma revisão sistemática das provas epidemiológicas). Scand J Work Environ Health 2014; 40: 5-18.

2. Jang TW, Kim HR, Lee HE, Myong JP, Koo JW, Ye BJ. Excesso de trabalho e doença cerebrocardiovascular em trabalhadores adultos coreanos. J Occup Health 2015;57:51-57.

3. Bannai A, Ukawa S, Tamakoshi A. Longas horas de trabalho e sofrimento psicológico entre professores de escolas no Japão. J Occup Health 2015;57:20-27.

4. Morita M, Kimura T, Kanegae M, Ishikawa A, Watanabe T. Razões para a extração de dentes permanentes no Japão. Community Dent Oral Epidemiol 1994; 22: 303-306.

5. Aida J, Ando Y, Akhter R, Aoyama H, Masui M, Morita M. Razões para extracções de dentes permanentes no Japão. J Epidemiol 2006; 16: 214-219.

6. Yoshino K, Ito K, Kuroda M, Sugihara N. Prevalência de fratura vertical da raiz como motivo de extração dentária em clínicas dentárias. Clin Oral Investig 2015; 19: 1405-1409.

7. Kawakami N, Tsutsumi A. O Programa de Controlo do Stress: uma nova política nacional de monitorização e rastreio do stress psicossocial no local de trabalho no Japão. J Occup Health 2016; 58: 1-6.

8. Shimomitsu T, Haratani T, Nakamura K, Kawakami N, Hayashi T, Hiro H, Arai M, Miyazaki S, Furuki K, Ohya Y, Odagiri Y. Desenvolvimento final do Brief Job Stress Questionnaire utilizado principalmente para a avaliação dos indivíduos. In: O subsídio patrocinado pelo Ministério do Trabalho para a prevenção de doenças relacionadas com o trabalho, relatório do ano fiscal de

1999, Kato M (Ed.). Tóquio: Universidade de Medicina de Tóquio; 2000. p. 126-164 (em japonês).

9. Petersen PE. Sociobehavioural risk factors in dental caries - international perspectives (Factores de risco sociocomportamentais na cárie dentária - perspectivas internacionais). Community Dent Oral Epidemiol 2005; 33: 274-279.

10. Costa SM, Martins CC, Bonfim MD, Zina LG, Paiva SM, Pordeus IA, Abreu MH. Revisão sistemática de indicadores socioeconómicos e cárie dentária em adultos. Int J Environ Res Public Health 2012; 9: 3540-3574.

11. Schwendicke F, Dorfer CE, Schlattmann P, Page LF, Thomson WM, Paris S. Desigualdade socioeconómica e cárie: uma revisão sistemática e meta-análise. J Dent Res 2015; 94: 10-18.

12. Edman K, Ohm K, Nordstrom B, Holmlund A. Prevalência da cárie dentária e factores que a influenciam, tendências temporais ao longo de um período de 30 anos numa população adulta. Estudos epidemiológicos entre 1983 e 2013 no condado de Dalama, Suécia. Ata Odontol Scand 2016; 74: 385- 392.

13. Mejia-Rubalcava C, Alanis-Tavira J, Argueta-Figueroa L, Legorreta-Reyna A. O stress académico como fator de risco para a cárie dentária. Int Dent J 2012; 62 127-131.

14. Burstrom K, Johannesson M, Diderichsen, F. A comparison of individual and social time-trade-off values for health states in the general population. Health Policy 2006; 76: 359-370.

15. Benedetti G, Campus G, Strohmenger L, Lingstrom P. Tabaco e cárie dentária: uma revisão sistemática. Ata Odontol Scand 2013; 71: 363371.

16. Bernabe E, Delgado-Angulo EK, Vehkalahti MM, Aromaa A, Suominen AL. Tabagismo diário e incremento de cárie em 4 anos em adultos finlandeses. Community Dent Oral Epidemiol 2014; 42: 428-434.

17. RM Stephan, BF Miller. Um método quantitativo para avaliar agentes físicos e químicos que modificam a produção de ácidos em placas bacterianas em dentes humanos. J Dent Res. 1942; 22: 45-51.

18. Burt BA, Pai S. Consumo de açúcar e risco de cárie: uma revisão sistemática. J Dent Educ 2001; 65: 1017-1023.

19. Twetman S, Axelsson S, Dahlgren H, Holm AK, Kallestal C, LagerloEf F, LingstroEm P, Mejare I, Nordenram G, Norlund A, Petersson LG. Efeito preventivo de cáries da pasta de dentes com flúor: uma revisão sistemática. Ata Odontol Scand. 2003; 61: 347-355.

20. Axelsson G, Helgadottir S. Comparação de dados de saúde oral obtidos através de um questionário auto-administrado e de um exame clínico. Community Dent Oral Epidemiol 1995; 23, 365-368.

21. Silva AE, Menezes AM, Assun£ao MC, Gon£alves H, Demarco FF, Vargas-Ferreira F, Peres MA. Validação da informação auto-reportada sobre cárie dentária numa coorte de nascimentos aos 18 anos de idade. PLoS One 2014; 9(9): C106382 (doi: 10.1371/joumal.pone.0106382). Acedido em 28 de novembro de 2016.

Agradecimentos:

Os autores gostariam de expressar o seu apreço ao Professor Hideyuki Kamijyo (Departamento de Segurança Social em Medicina Dentária da Faculdade de Medicina Dentária de Tóquio) e ao Professor Naoki Sugihara (Departamento de Epidemiologia e Saúde Pública da Faculdade de Medicina Dentária de Tóquio), que nos prestaram muitos apoios. Estes estudos foram apoiados pelo Fundo de Investigação para o Estudo Clínico de Acidentes e Doenças Industriais (14020101-02).

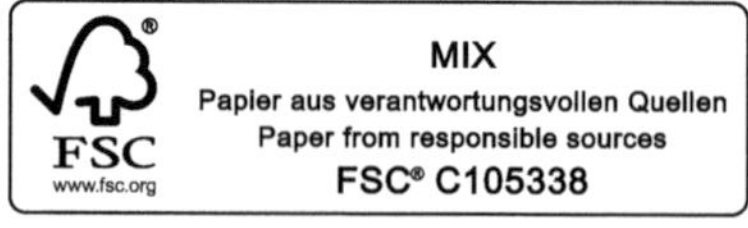

Printed by Books on Demand GmbH, Norderstedt / Germany